如何预防及发现
乳腺癌

RUHE YUFANG JI FAXIAN RUXIANAI

◇主　编　谭　晶　邹天宁
◇副主编　陈文林

U0274787

云南出版集团公司
云南科技出版社
·昆　明·

图书在版编目（CIP）数据

如何预防及发现乳腺癌 / 谭晶，邹天宁主编. —昆明：云南科技出版社，2014.10
ISBN 978-7-5416-8550-7

Ⅰ.①如… Ⅱ.①谭… ②邹… Ⅲ.①乳腺癌—防治
Ⅳ.①R737.9

中国版本图书馆CIP数据核字（2014）第249998号

责任编辑：李　红
　　　　　吴　琼
封面设计：娄　偻
责任校对：叶水金
责任印制：翟　苑

云南出版集团公司
云南科技出版社出版发行
（昆明市环城西路609号云南新闻出版大楼　邮政编码：650034）
昆明市五华区教育委员会印刷厂印刷　全国新华书店经销
开本：889mm×1194mm　1/32　印张：4　字数：120千字
2014年10月第1版　2014年10月第1次印刷
定价：18.00元

简 介
JIANJIE

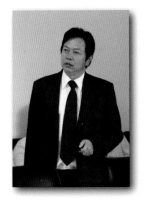

谭晶：博士，教授，硕士研究生导师

昆明医学院第六届学术委员会委员、云南省肿瘤医院院长，肿瘤学分会第十届委员会委员，云南省抗癌协会第五届理事会理事长，中国医院协会肿瘤医院管理分会常务委员，中国医药生物技术协会第四届理事会常务理事；云南省抗癌协会乳腺专业委员会第一届委员会副主任委员，云南省科技教育管理协会第二届会员代表大会理事、常务理事、副会长。

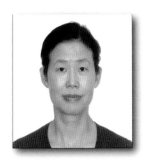

邹天宁：硕士，教授，硕士研究生导师

云南省抗癌协会乳腺癌专业委员会主任委员，云南省乳腺癌诊疗中心常务副主任，昆明医科大学骨干教师，学科带头人；中华预防医学会妇女保健分会乳腺保健与乳腺疾病防治学组委员；云南省医师协会普外科医师分会第一届副主任委员；云南省抗癌协会第五届理事会理事；云南省环境诱变学会理事；云南省医师协会美容与整形医师分会第一届常委。

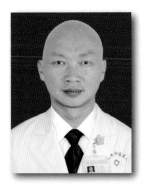

陈文林：硕士，肿瘤学副教授

现任云南省乳腺癌临床研究中心秘书。云南省抗癌协会乳腺癌第一届专业委员会委员，云南省科技厅自然科学基金项目评审专家，获云南省科技进步三等奖。主持国家自然科学基金一项，参与多项国家级重点科研工作，发表多篇学术论文，其中SCI收录5篇。

编委会

BIANWEIHUI

序

　　乳腺癌已经成为危害女性身心健康的主要杀手，其发病率居女性恶性肿瘤之首，据2012中国癌症年报统计，中国乳腺癌发病率达42.55/10万，死亡率为10.24/10万；《Lancet Oncol》2014报告：全球范围内，中国占新诊断乳腺癌发病数的12.2%，乳腺癌死亡数的9.6%。乳腺癌发病率升高的原因诸多，如：人口老龄化，城市化建设的高速发展，不健康的生活习惯，饮食结构的不合理，乳腺癌筛查技术水平提高等等；而死亡率的降低则可能为国家人群卫生健康政策的实施，国际化统一治疗规范的制定和不断更新及疗效的不断提高，降低了乳腺癌的死亡率。

　　现代乳腺癌治疗已经发展到了针对不同亚型、不同病理类型，不同分期乳腺癌，采取不同治疗策略的个体化治疗，世界各国的科学家和临床医生在乳腺癌的防治研究上做出了很大努力，且成绩斐然，但对普通大众来说，"谈癌色变"，导致了对乳腺癌的认识仍存在着许多误区，如："乳房疼痛就是乳腺癌""乳腺增生会转变为

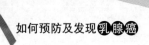

乳腺癌""男人不会患乳腺癌""喝豆浆可以预防乳腺癌""乳腺癌会传染"等，以及如何面对乳腺癌、如何调整患者和家人心态、如何维系家庭幸福和谐、如何克服接受治疗时的心理障碍等等，需要"医""患"双方的交流与沟通。本书从科学的角度，以通俗易懂的语言，对人们最关心的问题，给予较全面的解读。

本书的编者都来自昆明医科大学第三附属医院（云南省肿瘤医院）乳腺外科，他们是云南省乳腺癌诊疗领域的领航者和奠基人，为云南乳腺癌的防治付出了很多艰辛的汗水，相信此书的问世，能够解除广大读者心中的许多困惑，并受惠于其中。

广西医科大学肿瘤医院乳腺外科

刘剑仑 教授

目　录

第一章　乳房的基础知识…………………………………… 1

　第一节　乳腺的发育、解剖和生理………………………… 1

　　一、乳房是什么？ ………………………………………… 1

　　二、半球形的乳房如何附于胸前？ ……………………… 2

　　三、为什么怀孕哺乳后，乳房会下垂？ ………………… 2

　　四、乳腺癌会导致乳房皮肤改变吗？ …………………… 2

　　五、乳房是如何长成的？ ………………………………… 2

　　六、乳房为何有大小之别？ ……………………………… 3

　　七、女性一生，乳房会发生哪些变化？ ………………… 3

　　八、不同年龄段，乳房可能会发生哪些疾病？ ……… 3

　第二节　乳腺常见的良性疾病……………………………… 6

　　一、哺乳期乳腺炎有哪些表现？ ………………………… 7

　　二、非哺乳期乳腺炎有哪些表现？ ……………………… 7

　　三、何谓乳腺增生？ ……………………………………… 8

　　四、患了乳腺增生就要用药物治疗吗？ ………………… 8

　　五、乳腺增生可能转化成乳腺癌吗？ …………………… 8

　　六、乳腺纤维腺瘤都会增大吗？ ………………………… 9

　　七、乳腺纤维腺瘤一定要切除吗？ ……………………… 9

　　八、乳腺纤维腺瘤会不会增加乳腺癌风险？ ………… 10

　第三节　乳腺常见症状及一般处理原则………………… 10

　　一、什么叫症状？ ………………………………………… 10

二、乳腺常见疾病症状及分类 ·········· 10

三、乳腺常见疾病症状有哪些? ·········· 11

第二章　乳腺癌的高危因素 ················· 13

一、导致乳腺癌的危险因素有哪些? ·········· 13

二、乳腺癌会遗传吗? ·············· 14

三、乳腺良性疾病与乳腺癌有关系吗? ········· 14

四、内分泌失调会导致乳腺癌吗? ·········· 15

五、精神因素对患乳腺癌有影响吗? ········· 16

六、女性40岁以后，患乳腺癌的概率有多大? ······· 16

七、饮食习惯的影响 ··············· 17

八、其他因素 ················ 18

九、乳腺癌与肥胖有什么关系? ·········· 18

十、电离辐射对乳腺有什么样的危害? ········ 19

十一、激素替代疗法会不会增加患乳腺癌的概率? ··· 19

十二、环境污染对患乳腺癌有影响吗? ········ 20

第三章　乳腺癌易感人群 ·················· 21

一、哪些人群不容易患乳腺癌? ·········· 21

二、女性内分泌环境与乳腺癌的患病概率的关系如何?

················· 24

第四章　乳腺癌的预防 ················· 29

第一节　合理膳食 ··············· 29

一、健康饮食的理念是什么? ·········· 29

二、不良饮食习惯和乳腺癌有什么关系? ······· 32

三、肿瘤患者需要"忌口"吗？ ………………… 34

四、肿瘤患者该如何"忌口"呢？ ………………… 35

五、肿瘤患者如何加强营养？ …………………… 37

第二节　良好心态 ……………………………………… 39

一、如何及时调整心态，继续原来的生活？ ……… 40

二、如何面对手术和术后的自我调整？ …………… 41

三、家人对患者应该如何关怀、支持？ …………… 43

第三节　良好的生活习惯 ……………………………… 43

一、不良习惯与乳腺癌的相关关系如何？ ………… 43

二、体检能筛查乳腺癌吗？ ………………………… 45

第四节　养成自我检查的好习惯 …………………… 45

一、自我检查有什么作用？ ………………………… 45

二、如何养成自我检查的习惯？ …………………… 47

三、怎样做好乳房自我检查？ ……………………… 48

四、定期体格检查有何意义？ ……………………… 51

五、检查需要找专业的医生 ………………………… 51

第五节　乳腺癌的药物干预预防 …………………… 52

一、吃药能预防乳腺癌吗？ ………………………… 52

二、喝豆浆及吃豆制品能预防乳腺癌吗？ ………… 55

第五章　如何发现乳腺癌 …………………………… 57

第一节　乳腺癌的临床表现 ………………………… 57

一、乳腺癌最常见的表现是什么？ ………………… 57

二、乳腺癌会疼痛吗？ ……………………………… 57

三、乳头出血或有分泌物渗出是乳腺癌吗？ ……… 57

四、患乳腺癌时，乳房有没有一些看得见的改变？ … 58

五、所有的乳腺癌都有肿块吗？ …………………… 58

六、乳腺癌表现都一样吗？有没有什么特殊表现？ … 59

第二节　乳腺的影像学检查方法…………………… 59

一、什么是乳腺疾病检查的最佳时间？ …………… 59

二、乳腺癌的影像学检查有哪些？ ………………… 60

三、乳腺检查对年轻女性有伤害吗？ ……………… 63

四、相关的检查项目 ………………………………… 63

五、发现乳头溢液应该做哪些检查？ ……………… 64

第三节　乳腺癌遗传基因的相关检查………………… 64

一、通过基因检测，可以检查是否患乳腺癌吗？ …… 64

二、乳腺癌会遗传吗？ ……………………………… 65

第四节　男性会患乳腺癌吗？………………………… 67

一、男性也会患乳腺癌吗？ ………………………… 67

二、哪些原因会导致男性乳腺癌的发生？ ………… 67

三、男性乳腺癌有些什么症状呢？ ………………… 68

四、男性乳腺癌患者应该做哪些检查？ …………… 69

五、怎样判断男性是否患了乳腺癌呢？ …………… 69

六、男性患了乳腺癌的治疗方法…………………… 70

七、男性乳腺癌患者的预后………………………… 72

八、男性乳腺癌的预防方法………………………… 72

九、男性乳腺癌患者的饮食宜忌…………………… 72

第五节　乳腺增生会转变成乳腺癌吗？ …………… 73

第六章　乳腺癌的治疗方法………………………… 76

第一节　乳腺癌的手术治疗………………………… 76

一、乳腺癌是不是都需要进行手术？ ……………… 76

二、乳腺癌的手术方式……………………………… 76

第二节　保乳治疗安全性的问题·············· 77

一、何谓保乳手术？················ 77

二、保乳手术安全吗？·············· 78

三、保乳手术既然是安全的，为什么我国的保乳率

不高呢？·················· 78

第三节　乳腺癌术后的乳房重建·············· 79

一、乳腺癌术后，应该什么时候选择再造？····· 80

二、乳房再造的方法有哪些？·········· 80

三、再造的乳房如何达到对称？········· 81

四、乳房再造有哪些新进展？·········· 82

第四节　乳腺癌的放射治疗··············· 83

一、什么是乳腺癌保乳术后放射治疗？······ 83

二、什么是乳腺癌的改良根治术后放射治疗？··· 84

第五节　乳腺癌的靶向治疗··············· 85

一、什么是分子靶向治疗？··········· 85

二、乳腺癌患者在什么情况下可行HER-2

靶向治疗？················ 86

三、HER-2基因检测（扩增）方法及判定标准 ····· 86

四、在行赫赛汀治疗时应注意的方面······· 87

五、赫赛汀治疗的主要副作用是什么？······ 87

六、对于赫赛汀治疗耐药的患者应如何处理？··· 88

七、应用赫赛汀的注意事项·········· 89

八、赫赛汀的作用机制············· 90

九、其他相关药物·············· 90

第六节　乳腺癌的内分泌治疗·············· 94

一、什么是内分泌治疗？············ 94

二、目前临床上内分泌治疗主要有哪些? ·············· 95

第七章　乳腺癌的康复护理············ 97

第一节　术后康复锻炼············ 97

一、患侧上肢功能的锻炼方法有哪些? ········· 97

二、如何预防或减轻上肢水肿? ········ 98

第二节　乳腺癌化学治疗注意事项········ 99

一、化学治疗前要如何准备? ········· 100

二、化学治疗药物是什么? ········· 100

三、化学治疗期间需要注意的问题········ 101

第三节　乳腺癌放射治疗注意事项········ 106

第四节　乳腺癌内分泌治疗的注意事项······· 109

第五节　乳腺癌患者的心理调适········ 111

第六节　乳腺癌患者的随访········ 114

一、什么是随访? ········· 114

二、为什么要定期复查、随访? ········ 114

三、定期复查、随访有什么好处? ········ 114

四、乳腺癌随访要坚持多长时间? ········ 115

五、乳腺癌患者出院后,如何安排随访时间? ········ 115

六、随访时应该做什么检查? ········ 115

第一章　乳房的基础知识

第一节　乳腺的发育、解剖和生理

一、乳房是什么？

女性乳房由皮肤、脂肪组织、纤维组织和乳腺组成，其内部结构有如倒着生长的小树。

成年女性的乳房位于胸前部，双侧胸大肌的胸筋膜的表面，成年未哺乳女性的乳房多呈圆丘形或半球形，饱满匀称，紧致而富有弹性，双侧基本对称。乳头位于乳房的中心，其位置因发育程度和年龄而异。乳头的周围皮肤色素沉着较多，形成环状的乳晕。乳晕在少女时期呈浅粉色，妊娠后呈棕褐色或咖啡色。乳晕表面有许多的点状小隆起，其深面为乳晕腺，如"黄豆"大小布于乳晕四周，为变形的皮脂腺，可分泌脂性物质，用以润滑和保护乳头，在妊娠时显著增大，成为蒙氏结节。

乳腺是由15~20个乳腺叶组成，每一腺叶会分成若干个腺小叶，腺小叶由小乳管和腺泡组成。它是乳腺的基本单位，有输送营养、排毒及储存营养的作用。外覆脂肪组织，呈囊状包于乳腺周围，形成一个半球形的整体。

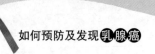

二、半球形的乳房如何附于胸前？

从乳腺腺体表面的纤维组织发出小的纤维束连于皮肤和乳头。乳房上部的纤维束更为发达，这些纤维束被称为乳房悬韧带，即Cooper's韧带，由弹力纤维和胶原纤维组成，它们将乳腺腺体固定在胸部的皮下组织之中，使乳腺具有一定的活动度，但在站立时又不会明显下垂。

三、为什么怀孕哺乳后，乳房会下垂？

女性怀孕时乳房腺体会增大，乳房的悬韧带会因怀孕而被拉长，或是老化松弛，从而失去支撑力，造成乳房下垂。

四、乳腺癌会导致乳房皮肤改变吗？

在乳腺癌的早期，因乳房悬韧带受到向内牵引皮肤的力，从而使皮肤的表面产生一些凹陷，称"酒窝征"。在癌症晚期，由于淋巴回流受阻，组织发生水肿，而癌变处与皮肤却粘连较紧，尤其是皮肤的毛囊处与深层的粘连更加紧密，使皮肤上出现许多点状小凹，皮肤呈病变，称"橘皮样征"。这些特征是乳房癌症诊断的重要依据。

五、乳房是如何长成的？

乳房的生长发育主要受垂体分泌的促性腺激素、泌乳素、卵巢分泌的雌激素和孕激素、肾上腺和甲状腺分泌的激素以及垂体分泌的生长激素等影响。与乳房有关的激素虽然较多，但直接作用于乳房的激素主要是雌激素、孕激素和催乳素三种。雌激素主要由卵巢的卵泡分泌，刺激青春发育期乳腺导管的生长及乳腺小叶腺泡的发育及乳汁的形成。孕激素是由卵巢的黄体分泌，主要刺激腺泡的发育，从而促进乳腺小叶的形成，通过和雌激素的共同作用，以适当比例使乳房正常发育。催乳素主要作用也是促进乳房的生长和发育，在妊娠期使乳汁分泌并且维持数月。

六、乳房为何有大小之别？

乳房发育的大小除受体内激素作用以外，还受环境、遗传、营养条件、体育锻炼、胖瘦程度等多种因素的影响。如果母亲的乳房较小，则女儿大多也较小，这是遗传因素的作用。体形瘦的女孩，也很难有丰满的乳房。此外，乳房偏小还可能与发育的早晚有关。一般来说，乳房发育早晚并不影响其今后发育的快慢，也不影响成年后乳房的大小和形状。

七、女性一生，乳房会发生哪些变化？

女性的一生，乳房腺体随着生长发育不同的时期，发生着不同的变化。自出生后乳房会经历新生儿期、幼儿期、青春期、性成熟期、妊娠期、哺乳期、绝经期和老年期。各时期乳房乳腺的变化均受体内各种内分泌激素的调控表现出相应的规律性改变。

八、不同年龄段，乳房可能会发生哪些疾病？

1. 新生儿期

约60%新生儿在出生后3～4天时，乳腺组织就出现生理性活动，乳腺可有暂时性增大，在乳房部位可以摸到1cm左右的片状腺体组织，有时还可以挤出少量的乳汁样分泌物，大约1～3周消失。在此期间，需要注意的是，切勿用手挤压乳头，以免造成感染。

2. 幼儿期和青春期

一般在7～8岁。乳房内可以触摸到片状块，有时会痛，触摸时更明显，这是女孩乳腺开始发育，不必紧张。青春期是指性变化开始到性成熟这一阶段，是女性一生中乳腺发育最重要的时期。历时3～5年，这一阶段到来的早晚可因种族、地区、营养及生活条件的不同而有所差异。这个时期可能发生良性纤维腺瘤，称为青春期腺纤维瘤。

3. 妊娠期

乳腺发育程度是决定将来哺育期乳汁分泌多少的重要因素。乳房在体内雌激素、孕激素、催乳素等其他激素的协同作用下，发生了一系列的生理变化。一般来说，自妊娠开始一个月起，随着月份增加，乳房的变化会越来越明显。在妊娠早期时，由于乳腺泡及腺管的增长，乳房会有胀痛或触痛。由于乳房皮下浅表静脉的曲张，可发现皮下血管变得明显突出，乳头也会变硬、增大并且挺立。同时乳晕范围变大，颜色也会随着色素的沉着而逐渐加深。乳晕区还会出现米粒或绿豆大小的结节。妊娠中期时，由于黄体素的分泌逐渐增多，乳腺导管终末端会扩张，腺泡充分发育，腺泡的上皮细胞会出现分泌颗粒并开始分泌少量的分泌物，小叶间质减少，间质内毛细血管增多并扩张，同时还可见淋巴小结。乳房变得硕大而坚实，乳头乳晕颜色加深，皮下浅表静脉因其扩张而变得很明显。至妊娠晚期时，在体内雌激素与孕激素的共同作用下，腺泡进一步增大，互相紧密靠拢。小叶间质减少至最后消失，同时毛细血管增多、充血。上皮细胞分泌的分泌物进入腺腔，使腺腔充满了分泌物，最终到临近分娩时开始分泌初乳。

4. 哺乳期

哺乳期是产妇用自己的乳汁喂养婴儿的时期，一般长约10个月至1年左右。在产妇分娩后的2～3天，各乳腺小叶在催乳素的作用下会增加分泌活动并交替分泌乳汁。同时乳房也迅速的变大并且坚实。然而随着规律哺乳的建立，乳房会呈"充盈、排空，再充盈、再排空"规律性的变化。喂奶时，由于新生儿的吮吸，乳头受刺激后将这种刺激通过神经反射传递到垂体前叶，从而使之产生催乳素，并由血液送达乳房，使其分泌乳汁。催乳素的浓度会随吮吸强度及频度增加而增高。吮吸乳头的刺激同时还会通过神经反射传递到垂体后叶，促使其分泌催产素，随后催产素随血液到乳房，致使乳腺周围的肌上皮细胞平滑肌收缩，腺泡组织缩小，最后使乳腺内的乳汁流入乳腺管并经乳头再次排出。值得一提的是，产妇的情绪、精神状况及营养状态都会影响催乳素与催产素的分泌。情绪紧张、烦恼、恐惧、过度劳累及营养不良都可能抑制两种激素的分泌。因此母亲平时应该多注意保持心情愉悦、充分地休息、营养膳食及增加婴儿吮吸的次数与时间来增加乳汁分泌，以满足婴儿对乳汁的需求。婴儿的吮吸过程可反射性地引起母亲子宫的收缩，从而减少产后阴道的流血量，促进母亲身体早日康复，但是此期易发生哺乳期乳腺炎。

5. 更年期

女人一般在45～50岁左右就会进入更年期。女性进入绝经期后，卵巢体积开始变小，功能退化。垂体功能亢进导致分泌过多的促性腺激素引起自主神经功能的紊乱，而产生一系列的生理和心理方面的变化。绝经前后是乳腺最动荡不安的时期，也是乳腺癌高发时期。因此女性应该对自己乳房的细微变化予以高度的重视，以辨别其为生理性还是病理性的变化。一般来说，对于突然出现明显异常的感觉，如乳房体积、形态改变，甚至乳头溢液等情况都应予以高度的重视。多数女性都能够平稳地度过更年期，但是少数女性由于更年期生理与心理变化较大而被一系列症状所困扰，影响了身心健康。因此，每个到更年期的女性都应该注意加强自我保健，从而顺利地度过人生中这一转折时期。

6. 绝经期和老年期

由于女性雌激素和孕激素的缺乏，乳腺腺体逐渐萎缩变薄，脂肪相对增多。乳腺已经开始萎缩，如果在这个时期发现乳房肿块，应该重视。乳腺癌好发于乳腺腺体明显萎缩和退化的腺体中。随着年龄的增加，乳房也显得十分松弛、扁平及开始下垂。

（李臻　邹天宁）

第二节　乳腺常见的良性疾病

乳腺疾病是女性人群中一种常见病和多发病，不仅给女性患者的生理带来极大的痛苦，还会给女性患者的心理造成伤害，而且给生活带来不少困扰。常见的乳腺良性疾病有乳腺炎（哺乳期和非哺乳期）、乳腺增生、乳腺纤维瘤等。

一、哺乳期乳腺炎有哪些表现?

急性乳腺炎是乳腺急性化脓性疾病,一般是金黄色葡萄球菌感染最为常见。患者多为哺乳期妇女,多发生在产后3～4周,尤以初产妇多见。首先,乳汁淤积是发生乳腺炎的基础,哺乳方法不当、哺乳不顺畅、乳腺导管堵塞等情况下最易发生乳汁淤积,成为细菌繁殖的温床;其次,由于婴幼儿吮吸乳头会导致局部的破损或皲裂等改变,细菌可由此通道直接侵入乳管,进而扩散至乳腺实质。

急性乳腺炎初起时常有乳头皲裂、破损等改变,哺乳时感觉乳头刺痛,伴有乳汁郁积不畅或结块,有时可有1～2个乳管阻塞不通。进而乳房局部肿胀疼痛,结块或有或无,并伴有压痛。随着乳房肿块不消或逐渐增大,局部疼痛加重,或有拨动性疼痛,甚至持续性剧烈疼痛,伴有明显的触痛,同侧腋窝淋巴结肿大压痛。

急性乳腺炎常在短时间内局限软化形成脓肿,可出现乳房跳痛,局部皮肤红肿透亮,乳房肿块中央渐渐变软,按之应有波动感。若乳房为深部脓肿,则会出现整个乳房肿胀、胀痛,但局部皮肤红肿及波动不明显,又是一个乳房内可同时或先后存在数个脓腔。浅表的脓肿常可穿破皮肤,形成溃烂或乳汁自创口处溢出而形成乳漏。较深部的脓肿,可穿向胸大肌间的脂肪,形成乳房后位脓肿,严重者可发生脓毒败血症。

二、非哺乳期乳腺炎有哪些表现?

非哺乳期乳腺炎的特点是起病慢,症状在早期不明显,病程较长,肿块坚硬,不易痊愈,经久难消;乳房内可触及肿块，以肿块为主要表现，肿块质地较硬，边界不清，有压痛感，可以与皮肤粘连，肿块不破溃，不易成脓也不易消散；乳房局部没有典型的红肿热痛现象，发热、寒战、乏力等全身症状不明显。

三、何谓乳腺增生？

乳腺增生是乳腺上皮和纤维组织增生，乳腺组织导管和乳腺小叶在结构上的退行性病变及进行结缔组织生长的结果，是女性最常见的乳腺疾病。主要表现为周期性疼痛，非周期性疼痛，触及"包块"：随或者不随月经变化。此病大多发生在25～45岁之间的女性身上，主要是因为生理增生和复旧不全导致的乳腺正常结构的紊乱。

四、患了乳腺增生就要用药物治疗吗？

乳腺增生病的发病原因尚不十分清楚，但其主要因素有内分泌因素、社会环境和精神心理因素、膳食因素以及遗传因素。中成药中，治疗疼痛的药物琳琅满目，而中药治疗大部分效果不佳，可能造成中成药治疗后，乳痛的反复发作使患者的治疗依从性明显降低。其实通过安慰性干预，50%以上乳痛症状可缓解。体内激素：明显缓解，如抗雌激素受体拮抗剂Tamoxifen（三苯氧胺）有效，但无明确的治疗指南和治愈标准。哪些人需要选择？如何使用？时间长短？这些都需要进一步研究。

五、乳腺增生可能转化成乳腺癌吗？

乳腺增生和乳腺癌无相关性。正常细胞到增生到非典型性导管增生是不是一个自然过程，通过数据分析，得到的结论是乳腺增生与乳腺癌的相关性不存在。一个正常上皮细胞不一定会向非典型导管增生方面发展，2003年世界卫生组织（WHO）纠正了乳腺增生和乳腺癌的关系，不是乳腺癌前病变，只是导管瘤变归为乳腺癌前病变，普通增生到非典型增生到DCIS到浸润癌没有影像学定义，故不能诊断，普通的增生，在没有证据前提下，医生不能仅依据临床症状就做出诊断，只有在得到影像、病理证明时才能诊断，因此说，乳腺增生症单凭体格检查是不能确诊的。

六、乳腺纤维腺瘤都会增大吗？

有文献报道：随着年龄增加，纤维腺瘤大小逐渐下降，19岁之前2～3cm，20～29岁、30～39岁在1～2cm之间，没有明显变化，似乎还有点下降趋势。至少有70%患者乳腺纤维腺瘤形成以后，发现之后不会再长大。

七、乳腺纤维腺瘤一定要切除吗？

在ANDI（乳腺良性疾病谱的标准）疾病谱中，纤维腺瘤是一个过度的小叶增生，而非疾病状态。20世纪90年代以后更多研究显示，纤维腺瘤不做手术，单纯的观察是可靠的、安全的。乳腺癌漏诊率是1∶700的比例。另外一点，不是所有的纤维腺瘤都不切除，有一部分要切除。什么样的呢？大于5cm肯定要切。不光是有癌变问题，还有肉瘤变的问题。巨大纤维腺瘤要切除。第二是病理做的穿刺，病理和临床不相符要做手术。

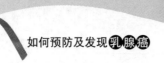

八、乳腺纤维腺瘤会不会增加乳腺癌风险?

单纯纤维腺瘤不增加乳腺癌风险,纤维腺瘤伴有特殊表现,包括病理看到硬化,上皮钙化有复杂纤维腺瘤和家族史癌变风险会增加。另外一点,这个纤维腺瘤会不会癌变?目前还没有证据说明纤维腺瘤与乳腺癌有直接的关系,纤维腺瘤不是癌前病变。

(谭晶)

第三节 乳腺常见症状及一般处理原则

一、什么叫症状?

症状的定义是指:医师向患者进行疾病调查的第一步,也是患者主动的感觉异常或不适,是诊断、鉴别诊断的重要线索和主要依据,也是反映病情的重要指标之一。疾病的症状很多,同一疾病可有不同的症状,不同的疾病又可以有某些相同的症状,因此,在诊断疾病时必须结合临床所有资料,综合分析之后做出诊断。大家熟知的症状如:水肿、咳嗽与咳痰、头痛等。乳腺疾病症状按照起病的缓急分为2种:急性、慢性症状。按照需要重视的程度分为3种:随访、警惕、立即处理。

二、乳腺常见疾病症状及分类

乳腺疾病是女性常见的一类疾病,尤其是当发展到恶性肿瘤时会严重威胁到妇女的生命。一般乳腺疾病都会有乳房包块的症状，但并不是所有摸起来有包块状物就意味着患了乳腺疾病。该疾患在乳腺上有着多种不同的表现，按照起病的时间缓急分为两种：急性、慢性症状。急性症状：如哺乳期女性患者，乳房皮肤出现"红、肿、热、痛"，即：乳房表面皮肤发红，肿胀感明显，皮肤较健侧乳房温度高，还可伴有体温升高，乳汁不通畅，乳房疼痛明显，并随体位改变或者触碰均会引起疼痛，出现这类症状需要及时到乳腺专科就诊。慢性症状包括：乳房肿胀，乳房周期性隐痛，乳头乳晕区皮肤瘙痒。慢性症状在女性人群中最为多见，常常因情绪压抑、睡眠差影响所致，可考虑调理心情，适度运动、改善睡眠等措施，如效果不佳，则需要考虑医学干预。

　　按照需要重视的程度分为3种：随访、警惕、立即处理。年轻未婚女子，乳腺的腺体和结缔组织有厚薄不均的现象，摸起来有疙疙瘩瘩或有颗粒状的感觉，同时伴有乳房周期性疼痛，多因为雌/孕激素失调所致，这可能是正常的，多归属于乳房纤维腺病，用不着忧心忡忡。处理一般以定期自我检查或者医学观察为主，如果是新长出的包块就需特别注意，尤其是40岁以上，因为该时期的女性乳房已经处于逐渐退化的阶段。

三、乳腺常见疾病症状有哪些?

　　乳房肿块常为多个，一般较小，形状不定，边界有时并不清楚，80%以上的肿块是患者自己偶然发现的，只有少部分是在查体时被医生发现的。此症状可长时期稳定在一定阶段。如乳头偏斜或者乳头暗红色溢液，这属于"警

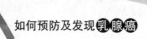

惕性"症状，应先到医院检查、诊断，以排除"乳腺癌"的可能，如无治疗需要也应长期坚持到医院随访。如果肿块迅速增大或变硬，后天性乳头凹陷或者乳头反复脱屑，"橘子皮样改变"，这属于"立即处理"的症状。出现上述症状应该及时到医院的乳腺专科就诊，由乳腺专科医生根据症状、体征、影像学检查给予病情一个全面的评估。

如果发现乳房有异常症状时，读者们不需太过紧张，即使患上乳腺癌，根据目前治疗原则和指南，乳腺癌的治愈率可达65%，但仍应"早期诊断""早期治疗""早期预防"，避免出现病情的迟缓诊断和不必要的医疗投入带来的附加经济负担。

（陈文林）

第二章 乳腺癌的高危因素

一、导致乳腺癌的危险因素有哪些?

1. 高危因素

已知或者怀疑有BRCA1或BRCA2、P53、PTEN以及其他基因表达或突变;一侧乳房曾患过乳腺癌的另一侧乳房;直系亲属有乳腺癌或卵巢癌病史;有过乳腺不典型增生病或乳腺小叶原位癌病史。

2. 中危因素

行经期≥35年;未生育;超重(BMI)≥24,BMI=体重(kg)/身高的平方(m^2);更年期体重增加明显(≥10千克);有重大精神创伤史;以前有胸部放射治疗史。

3. 低危因素

初潮早(<12足岁);第一胎生育年龄大(>35岁),通常是指第一个存活胎儿;绝经迟(≥55岁);有乳腺手术或活检史;激素替代治疗;长期酗酒,每天饮酒含酒精≥10g;有乳腺良性疾病史的;乳腺组织密度增加;年龄,国内乳腺癌好发于40~55岁的女性。

目前,国内还没有关于乳腺癌危险因素的评估模型,国外目前主要是参照改良的盖尔危险模型进行评估。盖尔危险模型目前还无法在国内推行,因为乳腺癌目前仍然存在一个明显的种族差异,欧美妇女发生率明显高于亚裔妇女。盖尔危险模型是建立在欧美妇女基础上的,亚裔尤其是国内妇女无法参照评估。

我们目前参照国内外文献和自身临床实践，对乳腺癌高危人群做出如下评估：

（1）具有高危因素中任何1项。

（2）具有中危因素任何3项。

（3）具有中危因素任何1～2项加低危因素3～6项。

（4）具有低危因素6项及以上者。

乳腺癌最好的预防方法就是定期进行乳房检查，将乳腺癌扼杀于摇篮当中。坚持健康的生活方式，例如，有规律地进行锻炼，健康饮食，可以降低导致患乳腺癌的风险。

二、乳腺癌会遗传吗？

不要忽视有乳腺癌家族史或既往有乳腺良性肿瘤病史的人群。乳腺癌的发病存在家族性倾向，发生于40岁以前或绝经或双侧发生者，这种家族聚集性更为明显。一般家族中出现一个乳腺癌患者，那么患者的直系亲属乳腺癌的发病率就比正常人高2～3倍。母亲患乳腺癌，女儿危险性增加80%，并且发病年龄提前10年左右，姐妹有乳腺癌则增加150%。有家族性乳腺癌病史的女性，如果携带BRCA1基因突变，在40岁左右约20%发生乳腺癌，到50岁左右达51%，70岁左右达87%。检测BRCA1基因的胚系突变，有利于高危人群的早期发现和早期治疗，降低乳腺癌的死亡率。

三、乳腺良性疾病与乳腺癌有关系吗？

乳腺增生病是女性常见的乳腺良性疾病，既非肿瘤，亦非炎症，其基本病理变化均为乳腺上皮细胞数目不正常及非生理性增加。临床上，通常将乳腺增生病分为两种：单纯性增生和非典型增生。从细胞的形态来看，癌变过程表现为一个增生过程。如果只是细胞的量增加，而细胞的形态结构没有异常变化，就称为单纯性增生。这种增生经过治疗或靠机体本身的调节，是能够恢复正常的。若细胞的增生数量增加，形态结构也有异常改变，临床称之为不典型增生。增生程度为中等或者有癌变倾向，晚期的接近于癌变。这种不典型增生达到了一定程度时的病变，才能算是"癌前病变"。"癌前病变"是可逆性的，经过积极正确的治疗是能够治愈的。此外，癌前病变要演变成真正的癌，需经相当长的一段时间，其中一部分能逐渐变轻；一部分缓慢发展或长期保持不变；一部分则逐渐加重，最后导致癌症的形成。如果非典型增生患者能够慎重地对待自己的疾病，保持愉快的心情，并在医生的指导下进行积极的治疗，同时定期到医院复查，发生癌变的概率会大大降低，患者的病情多会发生逆转，恢复正常。虽然多数乳腺增生患者都属于单纯性增生，但单纯性增生和不典型增生的临床表现并没有多大的区别。因此，患者只要被确诊为乳腺增生就应警惕。乳腺增生病有2%～4%可能发展为乳腺癌；乳腺纤维腺瘤者患乳腺癌危险性比正常人高2～6倍。乳腺炎、乳房外伤也使患乳腺癌危险性增高，它与病后组织修复、疤痕形成导致乳腺组织结构改变、局部血液循环障碍及免疫反应性降低有关。

四、内分泌失调会导致乳腺癌吗？

内分泌异常是乳腺癌发生的重要原因之一，雌激素在乳腺癌发生中具有重要作用。研究表明，雌、孕激素平衡失调。雌激素长期相对或绝对过多而孕激素分泌不足，可导致乳腺上皮细胞过度增生，导致乳腺癌。

五、精神因素对患乳腺癌有影响吗？

由于精神压力较大、疲劳等原因，经历过多的应激性生活事件及其伴随的烦恼、焦虑、疲倦和抑郁情绪是乳腺癌发病的重要危险因素之一。减少和降低生活事件的致癌作用危害程度可作为预防癌症的一种新途径，即减少心理应激，增加社会支持，采取积极有效的应对方式，以拮抗生活事件影响，提高生活质量。

六、女性40岁以后，患乳腺癌的概率有多大？

作为女性，就具有可能患乳腺癌最大的危险性。据最新资料显示，女性乳腺癌发病率近年增加了39%，发病年龄提前了10岁，渐趋于年轻化，乳腺癌在妇女肿瘤的排行榜上由前几年的第五位跃居首位成为女性健康头号问题。乳腺癌大多发生在40～60岁，或绝经期前后的妇女，尤其以45～49岁和60～64岁间发病率最高。女性在40岁之后必须做乳房自查。

怎样自己检查乳房？

自查的方法：

（1）脱去上衣，两臂自然下垂，对镜观察双乳头是否对称，有无异常。

（2）两臂上举抱头，再观察双乳是否对称，有无肿块或皮肤陷窝。

（3）仰卧，肩下垫扁枕头，将手指伸直，触摸乳腺各区域（切勿用手捏乳腺，因为此时可将正常乳腺组织误认为肿块）。

（4）顺序检查乳腺各区后，再将手伸入腋窝顶部（此时该臂宜下垂），同样用伸直的手指，摸查腋下有无肿大的淋巴结。

（5）检查乳晕区（用指压），观察乳头有无液体流出。

七、饮食习惯的影响

抽烟，喝酒，喜欢吃油炸食品的人，患乳腺癌概率有多大？

抽烟，喝酒，喜欢吃油炸食品是乳腺癌发生的危险因素之一。长期吸烟或被动吸烟者患乳腺癌危险性增高，且随吸烟量增加而上升，尤其是绝经前妇女，但也有学者持相反意见。长期饮酒者患乳腺癌危险性增加1.5～2倍，而且与饮酒量之间存在显著的剂量-反应关系，饮酒量越多，患乳腺癌危险性越大。喜欢吃油炸食品，由于动物蛋白、总热量摄入量与患乳腺癌的危险性成正比例关系，可增加患乳腺癌危险性，而植物蛋白质中有植物雌激素，可竞争性结合雌激素受体，拮抗雌激素作用，从而抑制乳腺癌发生。富含膳食纤维的蔬菜、水果、谷类等食物可通过调节内分泌而减少乳腺癌发生。维生素（A、E、C）及硒、碘含量与乳腺癌发生呈负相关。长期摄入甲基黄嘌呤物质，如咖啡、茶、巧克力等，可增加患乳腺癌危险性。在云南省内，就饮食因素而言，乳腺癌的预防更应强调的是少吃油炸食品等高脂饮食。

八、其他因素

月经初潮年龄早、闭经时间延后、不育、生育次数少、第一胎足月产年龄晚、不哺乳等会不会增加患乳腺癌的概率？

月经初潮年龄小于12岁或停经在55岁以后的人群，长期高水平的雌激素暴露与乳腺癌的发生密切相关。第一次月经来潮年龄反映体内雌激素的变化，由于人们生活水平的提高，饮食结构的改变，使第一次来月经时间提早而自然闭经时间延后，使乳腺受雌激素作用时间延长，导致乳腺癌发生危险性增高。月经初潮年龄小于12岁与大于17岁相比，乳腺癌发生的相对危险增加2.2倍。闭经年龄大于55岁比小于45岁者发生乳腺癌的危险性增加1倍。

乳腺癌发生与首次生育年龄有关，首次生育年龄越大，患乳腺癌危险性越大，30岁以前生育者比高龄生育妇女患乳腺癌危险性小，足月妊娠可降低患乳腺癌危险性；高产次可降低患乳腺癌危险性，但流产（3个月前自然或人工流产）可增加危险性；哺乳总时间与患乳腺癌危险性之间存在明显负相关，母乳喂养可降低妇女患乳腺癌的概率，为保持乳腺外形美观而不哺乳、中断哺乳或不正常哺乳者患乳腺癌的危险性会增大，因为乳腺的功能就是哺乳，不哺乳使乳腺功能得不到发挥，会造成激素水平改变，甚至激素比例失调。

九、乳腺癌与肥胖有什么关系？

女性在绝经前，雌激素主要在卵巢里产生，绝经之后，卵巢就不能再生产雌激素了。这时，皮下脂肪中的一种称为芳香化酶的物质发挥作用，它可以将脂肪转化为雌激素。故绝经之后的女性并没有远离乳腺癌，相反，如果体型肥胖，BMI（体重指数）大于25的话，皮下脂肪能转化为雌激素，因而这部分人所面临的乳腺癌的威胁最令人担忧。此外，肥胖者长期高脂肪膳食可使雌激素、催乳素升高，同时营养过度、体重增加使月经来得早、去得迟而增加患乳腺癌危险性。研究表明，以肉食为主的妇女比素食为主者危险性高30%，并且吃肉类（尤其是肥猪肉）或奶油类食品的量越多，危险性也越大。成年人（尤其40岁以后）体重增加可增加危险性，若体重超过平均体重5%以上乳腺癌发病率明显增加。

十、电离辐射对乳腺有什么样的危害？

乳腺是比较敏感的组织，乳腺组织多次受到电离辐射（X线、同位素、紫外线）照射易致癌。一般认为，其作用有持久性和累加性，一次大剂量照射与多次小剂量积累危险性程度相同。长期从事电脑工作的女性，如电脑工作员、电脑工程师等比一般非电脑工作人员危险性高43%。

十一、激素替代疗法会不会增加患乳腺癌的概率？

采用激素替代疗法改善更年期症状会提高女性体内的雌激素水平，从而增加患乳腺癌的危险性。长期服用雌激素、孕激素复合型的避孕药达4年以上，尤其是在青春期，或首次足月妊娠前，或乳腺良性疾病患者，或有乳腺癌家族史，或不孕，或初产年龄大及更年期服用雌激素替代疗法者，乳腺癌危险性可明显升高，并且与初产、妊娠前或更年期服用避孕药时间长短呈正相关。

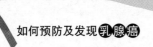

十二、环境污染对患乳腺癌有影响吗?

我们临床医师常常听到这样的问题:最近周围患乳腺癌等恶性肿瘤的人越来越多了,会不会增加患乳腺癌的概率呢?

相关的研究表明,环境污染与患乳腺癌的风险有一定关系,尤其是水、食物、空气的污染。

(陈艳)

第三章　乳腺癌易感人群

一、哪些人群不容易患乳腺癌？

乳腺癌的发病率随着年龄的增长而上升，在月经初潮前罕见，20岁以前亦少见，但20岁以后其发病率迅速上升，45～50岁较高，但呈相对的平坦，绝经后发病率继续上升，到70岁左右达最高峰。我国乳腺癌发病年龄具有两个特点：

（1）发病高峰年龄组的发生率显著上升。

（2）发病高峰年龄组拉长，从过去的45～60岁拉长到近年来的35～70岁。流行病学研究提示，中国乳腺癌发病年龄有提前趋势。

有研究显示，每周至少锻炼4小时的妇女患乳腺癌的可能性可减少约1/3。青春期和成年期体育锻炼活动均能降低乳腺癌发生；两个年龄段做家务、骑自行车和成年期步行均与乳腺癌无关，但青春期较多步行可减少乳腺癌发生；另外未发现职业体力活动与乳腺癌有明显联系；最后对体育锻炼和日常生活、体力活动的综合分析发现，只有成年期的体力活动具有独立的保护作用。体力活动能降低绝经前和绝经后妇女患乳腺癌的危险性，并且以绝经后妇女更明显。

在我国，主动吸烟的女性不多，但被动吸烟的情况比较严重，国内有报道称被动吸烟是乳腺癌的危险因素，能增加女性乳腺癌的危险性。国内外研究中对被动吸烟与乳腺癌的关系较为肯定，而对于主动吸烟和乳腺癌之间的联系，各国学者的研究结果不尽相同。

据相关的报道，每天饮酒3次以上的妇女患乳腺癌的危险度增加50%~70%。这可能与每天饮酒2次者体内雌激素水平上升有关。饮酒与乳腺癌有关，但不能排除生活行为、习惯和嗜好的影响作用。

关于饮茶与乳腺癌的关系尚不明确，日本的一项研究结果表明：每天饮茶10杯以上的人与每天饮茶3杯以下的人相比，患肿瘤的危险性显著下降。研究结果显示饮红茶与女性患乳腺癌无关，可能是由于在红茶的发酵过程中绝大多数的茶多酚被氧化，从而减低了红茶的保护作用。但饮绿茶对女性乳腺癌具有保护作用，而且随着每月茶叶消耗量的增加，女性患乳腺癌的危险性呈下降趋势。这可能是因为绿茶中的茶多酚，通过抗氧化反应物促进Ⅱ相解毒酶的转化来抑制细胞癌变。

各国乳腺癌的死亡率与各国平均脂肪消费量呈正相关。乳腺癌发生率高的美国居民的饮食构成与乳腺癌发生率低的中国居民饮食构成的对比分析发现，总脂肪每人每日消耗量，美国人是中国人的2.5倍，乳腺癌发生率与人均脂肪的消耗量成正比关系。高纤维素饮食对乳腺癌有保护作用，并随着摄入量的增加，其保护作用越明显。国内研究报道，高淀粉饮食与乳腺癌有关，常吃腊肉、香肠、酱菜是乳腺癌的危险因素，经常进食葱、蒜类食品的妇女患乳腺癌的危险性约为其他妇女的1/2，经常食用大豆类制品、奶类食品可明显降低乳腺癌的发生。有研究建议减少红肉、动物脂肪的摄入，增加蔬菜、水果、植物纤维以及不同来源的植物性雌激素的摄入来预防乳腺癌。甜食及高脂饮食组乳腺癌发生率最高。专家认为长期摄入高糖饮食，使血液中胰岛素始终处于较高水平，而早期乳腺癌细胞的生长，恰恰需要大量胰岛素，胰岛素对乳腺癌发生发展起着推波助澜的作用。水果和蔬菜中的一些植物化学成分有预防乳腺癌的功效，有证据表明，可以通过早期饮食预防来降低患乳腺癌的风险。

　　负性生活事件、主观社会支持和消极应对方式对早期乳腺癌发病有促进作用。乳腺癌患者可能经历较多的负性生活事件。研究发现，在特定的心理社会因素如：否认/潜抑应对、分居/丧失经历、应激性生活事件与乳腺癌之间存在一定的联系。乳腺癌患者在其发现乳腺肿瘤以前经历了更多的生活事件、重要的损失和艰难的生活处境。分析表明，在有乳腺癌前驱症状的6年时间里的重要丧失以及生活事件与其后的乳腺癌进展有关，并且乳腺癌发病前12个月的生活事件及较低的社会阶层与疾病恢复机会少及控制临床因素后的总生存期有关。另有大量国内外文献支持经历过多的应激性生活事件及其伴随的烦恼、焦虑、疲倦和抑郁情绪是乳腺癌发病的重要危险因素之一。

　　国外有研究表明，生殖内分泌相关肿瘤的发生可能与外环境中存在的环境内分泌干扰物有关，这些物质中有些具有类雌激素或雄激素的结构或功能，并且广泛存在于河流、土壤、大气及农产品中。环境中广泛存在的具有雌激素活性的一类环境内分泌干扰物称为"环境雌激素"，主要包括人工合成的药用雌激素，如己烯雌酚、植物雌激素、真菌性雌激素如玉米赤霉烯酮；农药，如有机氯农药DDT、DDE等；工业化学物质包括多氯联苯、二噁英、壬基酚、邻苯二甲酸酯类、某些金属（铅、汞、有机锡等），参与雌激素相关的乳腺致癌过程。

病毒与人类恶性肿瘤病因学关系的研究已有90余年的历史，近年来大量的血清流行病学研究和临床实验研究表明某些病毒，如一些MMTV病毒亚型与某些人类乳腺癌可能有密切的关系。一些专家认为，致瘤性病毒可能在人类肿瘤发病过程中的特定时期发挥一定的作用，但作为一种致癌因素单独作用，尚不足以引起肿瘤，可能还需要其他因素参与并协同作用，如：免疫抑制、遗传及某些理化因素等。

二、女性内分泌环境与乳腺癌的患病概率的关系如何？

初潮年龄小的妇女患乳腺癌的概率大。初潮年龄推迟1岁，乳腺癌的危险度减少20%。停经每推迟一年则增加3%的乳腺癌概率。月经周期的长短目前也比较一致地认为是乳腺癌的危险因素之一。20～39岁期间月经周期短的妇女发生乳腺癌的危险性大。这可能是因为短月经周期者的黄体期相对较长，而雌激素与孕激素在黄体期中均为高水平。无论是初潮早还是绝经晚，实际上是妇女的月经史延长了，40年以上月经史者比30年以下月经史者发生乳腺癌的概率增加1倍。这可能是造成这部分妇女易患乳腺癌的主要原因。

相关报道也有指出：终生未嫁、离婚、孀居或年龄超过40岁未婚的妇女，乳腺癌的发病率明显增高。

未育妇女患乳腺癌的危险性要比生育过的妇女大，但是这些危险性的差异主要体现在40岁以后被诊断为乳腺癌的妇女中，而非年轻的乳腺癌患者。由于第一次足月妊娠可以导致乳腺上皮发生一系列变化而趋成熟，而成熟后的上皮细胞具有更强的抗基因突变能力，因此第一次足月妊娠年龄越早，乳腺组织受内外环境因素影响而导致突变的概率越小。但妊娠后乳腺癌危险性较未育妇女的下降不是立刻显现，而是要经过10～15年后才趋于明朗。事实上，第一次正常生育后的10年内乳腺癌的危险性反而有所上升，这是因为妊娠过程中乳腺细胞不断地增生，可能促进已经发生突变的细胞不断增殖导致后10年内乳腺癌的危险性上升。研究发现首次活产年龄越大，患乳腺癌的危险性越大；活产次越多，患乳腺癌的危险性越小。

哺乳总时间与乳腺癌的危险性呈负相关。有人调查：哺乳的母亲比不哺乳者乳腺癌发生的危险性小，一般为2～3倍；哺乳时间越长，乳腺癌发生的机会越少。一个很好的证明就是爱斯基摩人平均哺乳时间在3年以上，有的持续哺乳长达30年，她们的乳腺癌发生率仅为1.3/10万。研究显示有哺乳史是乳腺癌的保护因素。不哺乳或哺乳时间短，易导致乳房积乳，使患乳腺癌的危险性增加。发现不哺乳的女性是哺乳的女性患乳腺癌危险性的1.99（1.31～3.04）倍。有哺乳史可以降低绝经前妇女患乳腺癌的危险性但不能降低绝经后妇女患乳腺癌的危险性。

有乳腺癌家庭史，具有高度的发病危险性，某些遗传缺陷或免疫缺陷病的个体，会表现出易患某些肿瘤的倾向，即对肿瘤的遗传易感性。由基因突变引起的乳腺癌有以下临床特征：发病年龄比散发患者年轻；双侧乳腺癌发病率高；相关肿瘤发病率高，包括卵巢癌、结肠癌、前列腺癌、子宫内膜癌、骨肉瘤和男性乳腺癌。

老年绝经后女性体重增加5千克，危险性增加8%。肥胖者无论是雄烯二酮的产生还是芳香化酶的活性都会增加。来源于脂肪组织的雌酮被利用转化成更具生物活性的雌二醇，血液中雌酮和雌二醇水平与绝经后妇女的体重成正相关关系，这种雌激素水平随着肥胖的增加与乳腺癌危险性升高有关。研究发现乳腺癌危险性随WHR（体重、腰围及臀围比例）增加而迅速增加，绝经前妇女WHR超过0.87者比低于0.78者乳腺癌危险性增加4.6倍。绝经期后妇女体脂百分比、体脂体重和非体脂体重的升高均增加乳腺癌的发病率，而绝经前妇女没有这种相关性，认为绝经前后WHR均与乳腺癌发病呈正相关，并且不依赖于其他因素，为单独的乳腺癌危险因素。

乳腺增生、导管内乳头状瘤、乳腺病、急性乳腺炎等是女性常见的乳腺良性病变。乳腺良性病史是乳腺癌的第一位危险因素。良性乳腺病变可分为非增生性病变（如乳腺炎、导管扩张、乳腺纤维腺瘤等）、单纯增生性病变（乳头状瘤纤维血管核心）和不典型增生（小叶和导管的不典型增生等），非增生性病变不增加乳腺癌的危险性，单纯增生性病变增加1.5～2倍危险性，而不典型增生则是公认的癌前病变，尤其是小叶和导管的不典型增生，可使乳腺癌的危险性增加。如一侧已患乳腺癌，则另一侧患乳腺癌的危险度也会增加。双侧患乳腺癌的妇女相对年轻，多有家族史。乳腺囊性增生者，患乳腺癌的危险性可增加2～3倍，这种危险可持续30年。其他如患乳腺纤维瘤，乳房过于坚实或有硬块，乳头溢液，有异常发育副乳的女性，乳房外伤，乳腺斑痕疙瘩，做过隆胸手术者，戴胸罩时间过长（夜间也不摘除），胸罩过紧，等等，均可使乳腺癌的发病率增高。

　　流产与乳腺癌的关系结论尚不一致。一些研究中发现人工流产史与乳腺癌有关；而另一些有研究表明人工流产以及流产次数与乳腺癌之间无明显联系。虽然大多数研究结果未表明自然流产与乳腺癌之间的联系，但有人研究认为，经常做人工流产的妇女，患乳腺癌的机会较多，妇女妊娠后体内激素水平升高，乳腺生理状况相应改变，导管和腺泡发育旺盛，血管增多，乳房膨胀饱满。当人工流产后，妊娠突然中断，激素突然下降，乳腺突然停止生长，腺泡萎缩，可造成乳腺淤滞引起肿块，发生多种乳腺病，乳腺癌的可能性也随之增加。尽管人工流产与乳腺癌危险性升高有生物学上合理的解释，但研究结果的不一致也说明了内源性激素对乳腺组织作用的复杂性。

　　两者对正常和癌性乳腺上皮细胞都有增殖刺激作用，此外还能抑制性激素结合蛋白（SHBG）的合成，使有生物活性的游离雌激素水平增加。大量研究结果支持高胰岛素水平与乳腺癌发生有关。大量流行病学研究发现，乳腺癌患者的血胰岛素水平显著高于正常人群，高胰岛素人群发生乳腺癌的危险增加，乳腺癌患者血胰岛素水平与远期转移复发及生存率有一定关系。

　　美国加利福尼亚大学的医学研究发现，正常排便者乳腺细胞发育异常的只占5%，而便秘者则高达23%，这种发育异常表现为乳腺及其导管上皮的不典型增生，为乳腺癌前期病变。有结果表明大便频数少和大便干燥可以轻度增加患乳腺癌的危险。

其他易患乳腺癌的人群，如乳房过大、染发、经常倒夜班、涂指甲油等与乳腺癌的关系均在研究中。研究认为饮用井水是远离乳腺癌的保护因素。研究发现青霉素能增加乳腺癌的患病风险，但具体机制不清，可能与青霉素所致的变态反应引起机体内分泌系统变化有关。催乳素、孕激素和雄激素与乳腺癌的关系也尚待深入研究。美国疾病研究所的一份报道指出，每天戴乳罩的时间在12小时以下的妇女，乳腺癌发病率为0.5%，而长时间（每天超过12小时）戴乳罩，乳腺癌发病率为5%。

（郑凯）

第四章 乳腺癌的预防

第一节 合理膳食

一、健康饮食的理念是什么?

健康饮食的概念是指:高纤维素饮食、低糖、低脂饮食;限制饮酒、控制热卡摄入、注意饮食卫生等。

高纤维素饮食富含维生素、矿物质、纤维和多种抗癌的植物营养素(如胡萝卜素、番茄红素、吲哚、异黄酮、黄酮醇等),能显著降低乳腺癌的患病风险及乳腺癌的复发风险,对乳腺癌有重要的保护作用。研究发现,每日摄入大于30g的纤维素,可以明显减少绝经后乳腺癌的患病风险和癌症进展风险。水果、蔬菜、豆类和谷类(燕麦、大麦、全谷、全麦等)都富含纤维素。

高纤维素饮食能增加粪便的体积,促进雌激素从粪便排出,减少血清雌激素和炔雌酮的水平,进而减缓乳腺癌的进展,还能减少肥胖;高纤维素饮食能带走有促进细胞增殖的作用的胆汁酸,其发酵产生的短链脂肪酸能改善消化道的内环境,提高肠道免疫保护。

高纤维素食品如胡萝卜、笋、菜瓜、红薯、哈密瓜和枇杷果等含有丰富的β胡萝卜素。β胡萝卜素通过诱导细胞凋亡来抑制乳腺癌细胞的产生,抑制雌激素受体阳性和雌激素受体阴性的乳腺肿瘤的发展，能降低50%患乳腺癌的风险。

十字花科蔬菜也属于高纤维素饮食，能改变雌激素的代谢，增加2-羟雌酮和16-羟酮；其所含的硫代葡萄糖酸盐，能影响致癌作用的起始时间、细胞突变和抑制凋亡；所含的异硫氰酸盐对乳腺癌细胞有抑制作用；所含的吲哚-3-甲醇能抑制血管生成，并能诱导乳腺癌细胞的凋亡，与他莫昔芬分别或协同作用来抑制雌激素受体阳性的乳腺癌细胞的生长，调节免疫功能；所含的钙-D-葡萄糖二酸盐能抑制 β 葡萄糖苷酸酶，后者与激素依赖性的癌如乳腺癌的发生有关。绿花椰菜、花椰菜、卷心菜、甘蓝苋菜、芥蓝菜、萝卜、豆瓣菜等都属于十字花科蔬菜。

有机水果和蔬菜几乎不含杀虫剂，含有较多的植物营养素，而且有机物含较多的水杨酸，能降低患癌风险。水果中石榴所含的石榴籽油、果汁还可以封锁癌细胞的氧供，减慢细胞生长并促进细胞死亡。

豆类食品（大豆、豆腐、酱油、豆浆等）含有多种营养物质，包括蛋白、纤维、钙和B族维生素；它富含抗氧化物如异黄酮，能减少心脏病的发病，对骨质疏松症和某些癌症包括乳腺癌具有保护作用。研究发现，大豆对绝经前妇女有潜在的抗肿瘤效应，使其内源性雌激素水平降低，大豆蛋白可以减少绝经前妇女IGF-1的水平；但在绝经后的妇女呈相反作用，不同在于异黄酮的代谢和生物利用度。如为激素依赖型乳腺癌则建议减少大豆的摄入，不建议服用大豆的添加剂或异黄酮制剂。

多种水果和蔬菜，包括木瓜、柑橘类水果、哈密瓜、杜果、草莓、甘蓝、番茄等，都富含维生素C。大量研究表明，乳腺癌复发及死亡风险在持续服用3年以上维生素C的患者中得到明显降低。

菜油、麦胚、坚果、种子、大豆、红薯等高纤维素饮食还含有丰富的维生素E，作用为细胞的抗氧化剂和抗增殖剂，能减少氧化损伤。大部分研究表明，3年以上或长期服用维生素E，能够明显降低乳腺癌的患病、复发和死亡风险。

微量元素硒不仅能通过抑制细胞增殖并诱导凋亡，干扰和改变雌激素受体，降低乳腺癌的风险；而且还能增强化学治疗药物的作用，如紫杉类和阿霉素类；影响甲状腺激素和碘的利用率。饮食来源包括巴西坚果、海产品和谷物等。

高糖饮食通常是经过处理和提炼的，营养价值低，含纤维少并增加血清胰岛素和胰岛素样生长因子1（IGF-1）的水平进而刺激癌细胞生长。高胰岛素水平促进绝经前、绝经后的妇女乳腺癌的发生；高胰岛素水平增加IGF-1的浓度，增厚腹部脂肪，增加乳腺癌的患病风险。研究发现IGF-1可以刺激细胞周期的进程，阻止细胞未成熟死亡，与小于50岁绝经前妇女的乳腺癌的发生有关。

脂肪的总摄入量与乳腺癌的患病风险呈正相关，高脂饮食能刺激雌激素水平升高。但不同脂类的作用不同：饱和脂肪酸来自肉类和奶制品，可以破坏激素系统，阻碍修复，促进癌的发生；单不饱和脂肪酸有一定的保护作用，其中橄榄油富含单不饱和脂肪酸，可以降低乳腺癌的发病风险。

人体必需脂肪酸：分为n6系列和n3系列。由n6脂肪酸形成的类花生酸物质，研究发现其可以促进乳腺肿瘤的发展和转移。棕榈酸可以增加乳腺癌的发生；花生四烯酸能增加氧化损伤。它们主要存在于肉类、黄油、蛋黄、全脂奶、玉米油、红花油、向日葵油、棉花籽油中。由n3脂肪酸形成的物质具有反作用，抑制类花生酸的合成，从基因表达和信号转导通路的影响来抑制细胞生长和分化；改变雌激素代谢，减少雌激素刺激的细胞生长；增加胰岛素的敏感性和膜流动性；增强紫杉类细胞毒作用，最终增强免疫、抑制乳腺癌的生长和转移。它们主要存在于野生鲑鱼、鳟鱼、青鱼、沙丁鱼、鲭鱼、裸头鱼、亚麻籽、核桃、南瓜子、大豆中。

日常饮食中，20%的总热量来自脂肪，其中不足8%来自饱和脂肪酸。低脂饮食的含义是限制动物脂肪，避免氢化脂肪，烹饪或沙拉用橄榄油或菜籽油最宜，增加n3系列脂肪酸的摄入。建议限制黄油、烧烤食物、肉类、蛋黄酱及全奶制品，包括奶酪、氢化脂肪（人造黄油、油炸食物、加工的花生油、面包、饼干等）的摄入。

二、不良饮食习惯和乳腺癌有什么关系？

酒精可增加乳腺癌的患病风险，尤其是雌、孕激素受体阳性患者及患乳腺良性疾病的绝经后的妇女或使用激素替代治疗者。因为酒精可以增加内源性的雌激素水平，尤其是低叶酸水平而大量饮酒的患者，建议乳腺癌患者最好不饮酒或限制饮酒。

健康的饮食需要充足的水分。水的作用有：携带营养物质和代谢废物；参加化学反应；对关节起到润滑和缓冲作用；对眼睛和脊髓起减震器的作用；帮助肌体的体温调节；维持血容量；有利于高纤维膳食的摄入。建议大家饮用足够的水分以满足机体水需求。

发达国家的妇女较发展中国家妇女有较高的乳腺癌患病风险，因为他们的热卡摄入量高。适度的热卡限制在动物模型上能抑制肿瘤的生长，减少DNA的氧化损伤，这与减少IGF-1的水平有关。高脂增加雌激素和IGF-1水平，进而刺激细胞增殖，增加乳腺癌的患病风险。

体重与绝经后的乳腺癌的发病率呈正相关，尤其是50岁以后，体重增加者乳腺癌的患病率明显增加；绝经前妇女腰围尺寸越大，乳腺癌的风险越增加；超重或肥胖的乳腺癌患者预后较差，有较大的复发风险。所以我们要适当控制体重。

坚持体育锻炼能有效预防乳腺癌的发生。运动可影响卵巢功能，通过减少机体脂肪来减少雌激素和孕激素；增加性激素结合球蛋白的水平而减少雌激素；运动可减少IGF-1并提高胰岛素的敏感性。无乳腺癌家族史的患者中运动过少与乳腺癌发病风险有关。

乳腺癌患者还要特别注意饮食安全，尤其是化学治疗期间免疫力低下的患者，在进食前应彻底洗净食物、保持准备食物的每个环节的清洁卫生；外出进餐时应避免食用易被细菌污染的食物，如寿司、沙拉、自助餐、未经巴氏消毒的饮料、生的或未煮熟的肉、凉肉、家禽、鱼和鸡蛋。

三、肿瘤患者需要"忌口"吗?

所谓"忌口",是指患者患病期间对某些食物的禁忌。肿瘤患者,特别是他们的家人,最关心的一件事就是忌口。患了恶性肿瘤之后什么能吃什么不能吃,在民间说法颇多,也有许多人相信,可到了医院,医生又常说"什么有营养吃什么",这种饮食指导多令患者失望。那到底忌口有没有道理?肿瘤患者需不需要忌口呢?

中医很重视忌口。忌口这个思想在我国已经有了两千多年历史。我国最早的一部中医书《内经》就有肝病禁辛、心病禁咸、脾禁酸、肺禁苦、肾禁甘等说法,汉代名医张仲景说:"所食之味,有与病相宜,有与身为害,若得宜则益体,害则成疾。"这个"与身为害"就是指饮食不当,将对身体不利。避免这种不利,就是忌口。中医文献中有大量关于饮食与肿瘤关系的论述,认为"饮食不节""过食肥甘厚味""寒热不调"等可引起"癥瘕""积聚""肠风""脏毒"等疾病,大致相当于现代医学的腹腔恶性肿瘤。西医虽然没有忌口这个名称,但也重视饮食对疾病的影响,许多内容与中医不谋而合。例如,霉变粮油(花生、花生油、玉米、大米等)易被黄曲霉素污染,与肝癌等相关,不能吃;高温煎炸、炭火熏烤的肉、鱼、火腿等可产生致癌化合物3,4-苯并芘,不提倡多吃;咸鱼、咸菜等高盐饮食会破坏胃黏膜,而且硝酸盐含量较高,还原成亚硝酸盐的可能较大,导致胃癌发病率上升,也不能多吃;胃癌大出血、肠癌肠梗阻要禁食。这些情况虽然西医不称之为忌口,但其实也包含了忌口的意思。综上所述,无论中医还是西医,都认为恶性肿瘤的发病与饮食有密切的关系，肿瘤患者的不良饮食习惯应该得以纠正，所以忌口是有道理的。

四、肿瘤患者该如何"忌口"呢?

首先，要强调的一点是含有致癌成分的食品不能吃。例如，不吃发霉和不干净的食物，不吃腌制过久的食品，动物脂肪、食盐和糖类都不宜多吃，另外，要注意不吸烟、不喝醉酒等。

其次，应遵循有科学依据的忌口习惯，根据自己的病情病性加以判断及应用，具体情况具体分析。主要的原则有:

1. 辨证择食

根据中医理论，从体质考虑人体有虚、实、寒、热的特点，食物也有"四气五味"的区分，"四气"即指寒、热、温、凉的4种药性，"五味"则指辛、酸、甘、苦、咸5种不同药味。肿瘤患者应根据身体和疾病寒、热、虚、实的特点来关注食物的寒、热、温、凉的偏性。如素来实热的体质又患了"热症"，则不应再多吃热性食品，如花椒、辣椒、桂圆等。又如甲鱼是民间常用的大补之物，但主要为"补阴"，肺癌阴虚内热者适合应用，但如果合并有肺部感染引起的痰多，或出现胸、腹水等湿邪偏盛情况的患者用甲鱼补虚，则用之不当。此外根据五脏的生理特点，中医有肝病禁辛、心病禁咸、脾禁酸、肺禁苦、肾禁甘等说法，可供参考。如心衰、高血压、水肿者应少吃盐，这已成常识；再如糖尿病患者常有多饮、多尿、消瘦等症状，与中医的"消渴"证及肾阴亏损相似，应少吃糖，与"肾忌甘"有吻合之处。

2. 四季养生

应关注一年四季的季节变化特点，适时选择食物。《内经》说："春生、夏长、秋收、冬藏是气候之长也，人亦应之。"例如，夏季的主气为暑为湿，应多吃清热利湿的食品，如苦瓜、西瓜、冬瓜、绿豆等，这时应少吃如狗肉、马肉、羊肉等壮阳补肾、大温大热的食品，否则容易引起口舌生疮、身热目赤等病症。

3. 注意饮食禁忌

某些疾病对特殊食品应慎用。如肝功异常黄疸的患者，应少吃油腻的食品；痛风患者忌海鲜、瘦肉、蘑菇等富含嘌呤的食品；失眠者睡前应忌浓茶、咖啡等刺激性食物；胃酸过多者应忌醋、山楂等酸性强的食物。

不同病种、病期及治疗方法，忌口也应不同。如鼻咽癌患者在放射治疗期间，有口干、咽痛、便秘等伤津耗液症状，应忌食花椒、辣椒、油炸类辛热香燥的食品；胃癌患者化学治疗期间脾胃虚寒呕吐腹泻之时应忌服苦瓜、蜂蜜等寒凉滑肠的食物；手术刚过，胃肠功能尚未恢复，不宜多吃滋腻营养和辛辣刺激之品。

服药期间，应注意药后忌口。如果患者正在服用健脾和胃、温中益气的中药，却进食性凉滑肠之食品，显然不利于治疗。民间尚有绿豆和茶会解中药的药效一说，不宜同时饮用，可间隔两小时以上。

民间所谓的"发物"，一般指虾、蟹、无鳞鱼、动物的内脏、头、蹄等，现代医学认为这些食品与过敏性疾病如荨麻疹、哮喘及皮肤疮疖等有关，中医认为是"生湿、生痰"之物，合并有以上病症的患者应慎用。

性激素对肿瘤的作用可能存在正反两方面的作用，激素依赖性肿瘤如前列腺癌、乳腺癌患者对富含激素的食品应小心谨慎，如鹿鞭、狗鞭等动物睾丸、阴茎以及胎盘等脏器，明显含有激素成分，可能对治疗不利。

总之，肿瘤患者的忌口应因病而异，因人而异，因治疗方法而异，以不影响健康及营养摄入为度，采用适合自己的病情及身体所能承受的程度忌口。但忌口也不可绝对化，食物毕竟不是毒药，尽管有"病从口入"之说，但一般不会哪一种食物吃错了就引起严重后果。中医还有"胃以喜为补"的理论，意思是说本来按理要忌食的东西，如果患者喜欢，患者需要，也可以适当吃一些，喜欢吃的就带有补的作用，尽量不要让忌口影响到患者的食欲和情绪。对于那些没有科学依据过分苛求的忌口，甚至故弄玄虚的说法，例如"鸡、蟹、海货都是发物，吃了肿瘤会复发"等等，不必言听计从，如果这也忌口，那也忌口，甚至鸡蛋、豆腐、蔬菜都不敢吃，导致营养不足，过度消瘦，引起免疫机能减退，"正气不足"，抗癌能力下降，反而可能导致肿瘤的发展，不利于疾病的治疗和身体的康复。

五、肿瘤患者如何加强营养？

肿瘤属于消耗性疾病，在肿瘤患者中营养不均衡、营养不良是常见的。因此，增进食欲、加强营养对肿瘤患者的康复非常重要。适当的营养治疗即可改善患者的营养状况，使患者的免疫能力、抗癌能力增强，提高生活质量，又能提高肿瘤患者对手术治疗的耐受性，减少或避免手术后的感染，使术后伤口能够如期愈合，提高肿瘤患者对放射治疗或化学治疗的耐受能力，减轻其毒副反应。

肿瘤患者日常生活中要注意营养合理，食物尽量做到多样化，多吃高蛋白、高维生素、低动物脂肪、易消化的食物及新鲜水果、蔬菜，不吃陈旧变质或刺激性的东西，少吃腌制、烧烤、腌泡、油炸、过咸的食品，主食粗细粮搭配，以保证营养平衡。

对于已有营养不良表现的患者，应给予辅助性营养治疗，如适当增强膳食营养，必要时辅以胃肠外营养。

一个人吃饭多少和他本人的健康状况有直接的关系，但许多人缺乏科学的营养知识，在癌症患者的营养方面常出现一些不正确的想法，如担心吃多了或营养丰富反会为肿瘤的生长提供更多的养分，甚至有人还让患者饥饿，想把肿瘤细胞"饿死"；还有许多人认为吃得越多，身体越强壮。其实，这些看法都是没有科学根据的。营养不良对患者的治疗和康复都有不利影响，能导致患者对放射治疗和化学治疗的耐受性差，毒性反应和副作用也会增大。吃得太饱或吃得不适当又会使肠胃负担过重，影响消化和吸收，引起疾病。

因此，吃得过多或过少，造成营养不足或过剩，都对健康有不利影响。一般健康人平时饮食摄取的蛋白质和热量是充分的，能保持体重的稳定。但是，肿瘤患者因肿瘤对人体的消耗及放化学治疗带来的食欲不振和进食困难等，一般饮食却可能造成患者的体重下降，所以，癌症患者除一般正常人的需要量外，还需要增加大约20%的蛋白质及热量。

体重常常是衡量蛋白质和热量摄入量是否足够的客观指标。判断体重正常与否的常用指标是体质指数（BMI），计算方法为：体重（kg）/身高的平方（m^2）正常范围是18.5～23.9（亚洲人）。患者也可以在放化学治疗前后作自身对照，如体重下降，说明"入不敷出"，就要增加饮食和热量。放化学治疗患者很容易出现消化道症状，症状严重时可小量多餐，根据患者的特殊要求，制定能够为患者接受的食谱，待症状好转后恢复原有的饮食结构。注意各种营养成分比例要适当，科学饮食才有益于机体战胜疾病。

此外，中医营养学认为，应根据患者的身体情况，营养状况，食物本身的四气五味和归经、天时气候、地理环境、生活习惯等变化实行"辨证择食"，选食配膳宜因病而异、因人而异、因地而异、因季而异、因治疗方法而异。癌症患者多因正气不足而发病，再加之手术、放射治疗、化学治疗又往往损伤人体正气，所以扶正食品在肿瘤患者饮食中的作用尤为重要。

（沈红梅）

第二节 良好心态

乳腺癌这种疾病给许多患者都带来苦恼。在诊断为乳腺癌后，与癌有关的其他忧虑也会在相当一段时间内困扰着患者和他们的家庭，乳腺癌对患者精神和身体上的巨大创伤，可能远远超过了疾病本身。患者早期会明显表现出恐惧与焦虑、孤独和抑郁、愤怒与仇视等等各种不良的情绪变化，随治疗结束进入社会后会感觉自信心下降，会顾虑自己形体改变招致别人的异常目光，出现了性生活次数和满意度下降，社交次数和满意度下降，从而造成失眠、食欲不振、内分泌失调等。因此患者在得知病情后就要及时调整心态，坦然面对，树立与疾病抗争的信心。

一、如何及时调整心态，继续原来的生活?

通常患者从发现肿块到切除乳房只有几天时间，感觉像做了一场噩梦，随后的治疗可能使你再次意志沮丧，情绪低落甚至钻牛角尖："为什么是我得病？"从而不时感到绝望，这是正常的，要允许自己表白你的悲痛及愤怒，你甚至可以大哭一场而不必强迫自己抑制流泪，一定不要把不愉快的事闷在肚里。你需要时间学习患病后的生活，了解可能的后果。

在接受这个事实后，可通过美化自己的外表，选择满意的乳房假体等事情，恢复你的自信心。同时调整好自己的情绪，重新协调与家庭、朋友的关系。手术半年后可重新投入原有的家庭角色，返回自己的工作岗位，这样做可以让你尽量忘记自己是"患者"，有利于康复。

许多患者及家人对自己的病情、以往的治疗过程、检查结果都不太了解，将所有的事情都拱手交给了医生，这样做，实际难以与医生进行深入的交流。每一次就医时，都要抓住就诊的重点，向医生描述你当前最为困扰的症状、最需要解决的问题、要达到的疾病治疗期望值、经济上可以投入于治疗的预算、希望在哪里进行治疗等等。因为癌症这样的慢性病，需要的是时间，需要的是医患之间的相互磨合与了解，需要的是患者的毅力与忍耐，当然还需要必要的经济支持，但千万不要听信非正规人员的欺骗。

二、如何面对手术和术后的自我调整?

手术切除的乳房、较长的瘢痕使躯体功能的完整性受损，使你作为女人的感觉和自尊心受到威胁，在手术后一段时间内不敢直面自己已经愈合的手术切口，并把自己归入残疾人的行列之中。你可以通过穿戴漂亮的衣饰、选择对称的乳房假体，甚至是2期的乳房再造手术来增强自己的自信，恢复自己的形体美。

手术后上肢功能的下降是影响患者情绪的重要因素之一。很多接受根治手术的患者，术后会出现手抬不高、手臂红肿、疼痛等现象，严重影响患者的睡眠质量，造成体力下降，继而增加患者的心理负担;因此，在手术后积极配合、接受规范的上肢功能康复锻炼，可以使很多患者最大限度地恢复上肢的术前功能。

1. 放射治疗

是为消灭可能残留在胸壁、淋巴结的癌细胞，在放射治疗期间要做好护理工作，如放射部位不要冲洗，应穿柔软的棉质T恤衫或短袖的汗衫。

2. 化学治疗

目前的化学治疗药在消灭癌细胞的同时，也会破坏正常身体组织，如白细胞减少、头发脱落、黏膜炎症、恶心呕吐等。但上述的化学治疗反应均是暂时的，况且现在已有很好的保护预防方法，一旦化学治疗结束后，以上症状均会逐渐消失。

在接受完正规治疗后，尽快恢复和保持良好的精神状态，维持均衡的饮食习惯。营养是头等重要的事情。易消化、高蛋白及热量分配平衡的饮食，保障了人们身体健康。患者应多吃新鲜的水果、蔬菜、奶制品以及易消化的各种肉类。对含有大量的糖、脂肪的食品尽量少吃，少饮咖啡、红茶和含酒精的饮料。

3. 起居有常，适度锻炼

癌症患者在治疗和康复中应注意"起居有常，不妄作劳"。

（1）注意动静结合，劳逸适度。运动形式要多样，但不要过度。

（2）注意循序渐进，不宜操之过急，要懂得欲速则不达。

（3）注意持之以恒，但当身体出现某些不适或病情有反复迹象时，应及时请医生诊疗或检查。

（4）要注意与情志调整相结合，把"炼身"和"炼心"有机地结合起来。

4. 坚持药物调理

癌症是慢性病，需要长期治疗（5年治疗）才能预防复发和转移。癌症患者大多在治疗1年半后会出现厌治现象，这是患者及其家人和医生都应该注意的问题，应提前做好思想准备。

癌症患者一般经过三个心理阶段：

（1）刚发现自己患癌的时候是"万念俱灰"阶段。

（2）乳腺癌治疗的时候是"得过且过"阶段。

（3）治疗后是一定要"潇洒走一回"阶段。所以可以看出，无论是对乳腺癌患者还是健康人群，良好的心态是最重要的一环。保持好的心态，即使要与癌细胞进行长时间抗争，也可以活得自得其乐。

三、家人对患者应该如何关怀、支持？

首先，家人应在心理上充分支持与信任患者，充分信任每个人都有自我修复和自我实现的本能，给予肯定、支持。对患者出现的愤怒情绪，要能够理解，并给予开导和良性暗示。此时，患者最需要的就是家人对自己的理解与包容。乳腺癌患者对家人的表情、态度以及举止都非常敏感。因此，我们对家人的第一个要求便是要在患者面前镇静自若，努力给患者创造并提供一个良好的养病环境及精神支援。

其次，家人要了解一些癌症疾病的基本知识，如癌症不是传染病，也不是不治之症，只要坚持正规治疗，疗效往往是很好的。当癌症患者出现痛苦、心情抑郁时，要在心理上安慰，在生活上细心照料。还应观察患者的病情变化，要劝阻患者少去公共场所，以免交叉感染，加重病情。

（王曦）

第三节 良好的生活习惯

一、不良习惯与乳腺癌的相关关系如何？

不良习惯是导致乳腺癌的重要因素，同样的情况，生活习惯良好的女性朋友与生活习惯不良的女性对比，有着不良生活习惯的女性患癌的风险比较大。生活中应保持良好生活习惯，摒弃不良生活习惯。

1. 合理饮食，保持正常体重

肥胖是诱发乳腺癌的重要因素，因此女性平时应少吃高脂肪、高热量的食物，尤其是要少吃油炸食品。红色肉类、全脂乳制品等可增加患乳腺癌的概率，而绿色蔬菜、水果、鲜鱼、低脂乳制品则可减少患乳腺癌的危险。

2. 慎用激素类药品

长期使用激素类药物具有潜在的危险性，如果雌激素水平持续过高，患乳腺癌的概率就会增大。有些女性为了使乳房丰满或延迟更年期而服用激素类药物，结果导致了内分泌紊乱，增加了患乳腺癌的危险。因此，对激素类药品的使用要谨遵医嘱，不要长时间大剂量服用。

3. 饮酒有节制

当今女性饮酒者越来越多，善饮者也越来越多。研究显示，大量饮酒会增加绝经期后患乳腺癌的概率，建议女性朋友为了自身健康，不饮酒或少饮酒。

4. 不吸烟也不吸二手烟

女性如果长期吸烟或吸二手烟，患乳腺癌的概率将上升，所以女性应尽量不吸烟，也要提醒周围亲友同事共同营造无烟环境。

5. 要保持良好的心情

忧郁、紧张、愤怒等消极情绪都会引起女性内分泌紊乱，而增加其罹患乳腺癌的概率。因此，女性朋友应注重自身的心理调节，保持乐观的心态，避免极端情绪。

上述饮食习惯不良、膳食和营养搭配不合理被认为是最重要的影响肿瘤的环境因素。在饮食上比较倾向于高脂肪和高蛋白食物的人群，罹患乳腺癌的风险较高。有些女性养成了暴饮暴食的习惯，这也是需要避免的。因此，对于饮食问题来说，预防乳腺癌应注意饮食营养均衡，摄入的脂肪量、蛋白质量都要注意与其他营养素平衡。

6. 经常熬夜

随着现代生活节奏的加快，竞争压力的增大，很多女性朋友经常熬夜加班，睡眠不足，导致身体疲劳，免疫力下降。对女性来说，内分泌紊乱就难免了。而乳腺癌又是激素依赖型疾病，与内分泌紊乱、激素水平不平衡有关。内分泌紊乱会增加患乳腺癌的概率。

二、体检能筛查乳腺癌吗?

定期体检，及早治疗。乳腺癌的防治关键是要早发现、早治疗，因此女性应定期体检：一般20~30岁的女性应该每2~3年进行一次临床乳房检查；30岁以上女性建议每年进行乳腺临床检查。现在，很多医院都推出了针对乳腺癌的检查服务。

（王茂华）

第四节　养成自我检查的好习惯

一、自我检查有什么作用?

对于我们每一位女性朋友来说，拥有一对大小适度、匀称的健康美丽的乳房，不仅仅是为了哺育下一代，更是拥有健康的体魄和健全的身心以及良好精神面貌的体现，与女性的自尊、生活及人际关系存在密切关系。然而近年来，乳腺疾病特别是乳腺癌的发病率不断呈上升趋势，乳腺癌已居女性恶性肿瘤的首位，成为女性死亡的主要原因之一。因此，如何做到最大程度地预防乳腺癌的发生，是每一位医务工作者及现代女性都需要面临的巨大挑战。

早期发现、早期诊断和早期治疗（简称三早），是目前公认的能够有效控制乳腺癌发生发展的重要措施之一。

早期筛查乳腺癌的方法主要有3种，包括乳房X线照片、临床体检以及乳房自我检查。其中，乳房自我检查是指妇女仔细、系统地对自身乳房、腋窝进行视诊和触诊，检查有无异常改变的一种方法，一般每月1次，其优点在于经济、便捷、很少受时间限制以及对人体无损伤等，是一种有助于早期发现乳房病变，从而降低乳腺癌病死率的方法。

在北美，乳房自我检查被许多重要的癌症组织所推崇。早在1979年，美国癌症协会就开始推荐，所有20岁以上女性应把每月的乳房自我检查作为日常乳房护理的一部分。30多年来，许多妇女已经逐渐接受并意识到乳房自我检查是作为筛查乳腺癌、自我控制健康的一种工具。有资料显示，约有1/3北美妇女坚持常规做乳房自我检查。

那么，我国的乳房自我检查的现状如何呢？目前，我国尤其是经济欠发达地区，妇女自我乳房检查率仍处于较低水平。由于传统健康观念的影响以及对乳房自查有关知识和技能指导的欠缺，妇女普遍对乳房自查及其对早期发现乳腺癌的作用和重要性知之甚少，大多数人在出现症状之前，都不会有意识地进行定期乳房自我检查，甚至有个别保守者在摸到乳房肿块后，由于缺乏相关常识而不愿就医，导致很大一部分乳腺癌患者因就医太晚而错过最佳治疗时机。

综上所述，对妇女进行针对乳腺方面的健康宣教指导，让大家明白乳房自我检查的意义，了解乳腺病变的知识，熟悉具体的检查方法以及养成自我检查的良好习惯尤为重要。

二、如何养成自我检查的习惯?

养成自我检查的良好习惯，我们首先需要了解的乳腺癌的高危因素及其早期症状。乳腺癌的高危因素是指在某些特定人群中乳腺癌的发生机会高于正常人群的一些因素，一般有以下几个方面：

（1）有肿瘤家族史，尤其是家族中（主要是直系亲属如母亲、姐妹、女儿）有乳腺癌病史者。

（2）哺乳或哺乳不正常者，终生未生育或高龄生育者。

（3）有一侧已患乳腺癌者。

（4）月经初潮早于13岁，绝经年龄迟于55岁者。

（5）营养过剩，缺乏运动，中年后明显肥胖者。

（6）经期应用激素药物，接触有害、有毒物质和放射线者。

乳腺癌的早期症状有：

（1）肿块：对于成年妇女来说，一旦发现乳腺中有能触及得到的任何肿块，必须予以重视，以排除癌的可能性。乳腺癌的生长速度一般较慢，但在妊娠期或哺乳期则通常生长较为迅速。肿块也有大有小，一般而言，肿块愈小则转移的机会也越少，而治愈的机会也就越大。所以，女性朋友在检查乳房时必须仔细，以防遗漏。肿块的形态多不规则，与正常组织分界不清，质硬。若用手指推肿块会感觉肿块活动受到限制，如果它已侵犯到胸大肌或胸壁，则肿块通常较为固定。

（2）大多数患者开始并无疼痛感觉，只有少数患者有不同程度的局部疼痛，主要是有隐痛、钝痛、牵拉痛或针刺样痛，多为阵发性，只有在晚期才出现持续性疼痛。

（3）乳头改变：乳头主要有两方面的改变，一是乳头回缩、深陷、固定不动，或者略有抬高；二是乳头溢液，若溢液为血性则应重视。

（4）局部皮肤改变：当癌组织侵犯皮肤时，可使皮肤局部下陷，形成所谓的"酒窝"症状；当真皮水肿，表面呈"橘皮样"改变；当癌侵犯皮肤并使皮肤破溃后，则形成"溃疡"。

（5）乳房轮廓的改变：正常乳腺具有完整的弧形轮廓，若此种弧形出现任何缺损或异常，如皮肤某处隆起或凹陷，则很可能是乳腺癌的表现，应引起足够的重视。

养成自我检查的良好习惯，当然最重要的就是要掌握乳房自我检查的方法。

三、怎样做好乳房自我检查?

1. 乳房自我检查该何时进行

一般乳房自我检查应每月进行1次。对于月经规律的妇女，乳房自我检查的最佳时间通常是月经来潮后第9～11天，因为此时雌激素对乳腺的影响最小，乳腺处于相对静止状态，乳房充血量少、柔软，较容易摸到肿块，发现病变。

对于已经停经的妇女，可选择每月固定时间进行检查。

2. 乳房自我检查的具体方法

乳腺自我检查的方法很简单，起床、睡觉、更衣、洗澡时都可以进行。美国癌症协会推荐以下三种乳房自检方法。

（1）对镜自照法：先面对镜子，两手叉腰，观察乳房的外形、对称性；然后将双臂高举过头，仔细观察两侧乳房的形状及轮廓有无变化，乳房皮肤有无红肿、皮疹、浅静脉怒张，有无褶皱、橘皮样改变等异常，观察乳头是否在同一水平线上，是否有抬高、回缩、凹陷，乳头是否有异常分泌物溢出，乳晕颜色是否改变；最后放下两臂，双手叉腰，两肘努力向后，使胸部肌肉紧绷，观察两侧乳房是否等高、对称。

（2）平卧触摸法：平躺，右臂高举过头，并在右肩下垫一小枕头，使右侧乳腺变平。将左手四指并拢，用指端掌面检查乳腺各部位是否有肿块或其他改变。指腹缓慢、稳定、仔细地触摸乳房，在右乳房作顺或逆向前逐渐移动检查，从乳房外围起至少三圈，直至乳头上下或放射状方向检查，但应注意不要遗漏任何部位。同时，一并检查腋下淋巴结有无肿大。最后，用拇指和食指间轻挤压乳头，观察有无乳头排液。如发现有混浊的、微黄色或血性溢液，应立即就医。用右手同样的方法检查左乳房。

（3）淋浴检查法：淋浴时，因皮肤湿润更容易发现乳腺问题。方法是用一手指指端掌面慢慢滑动，仔细检查乳腺各个部位及腋窝是否有肿块。注意事项：在触摸时，正确的手法是并拢手指以指腹轻轻触按乳房，不能用手指提、抓、捏，否则很容易将正常乳腺组织误以为肿块。女性朋友在乳腺自查时，如发现异常，应及时就医，从而达到早期发现、早期诊断、早期治疗的目的。

除了掌握以上乳房自我检查的方法外，保持愉悦的心情、积极乐观的心态，坚持适量运动、注意控制体重、防止肥胖，多摄取低脂肪高纤维饮食、少吃动物内脏，尽量做到产后哺乳，不吃或尽量少吃避孕药，避免吸烟、酗酒等，对于乳腺癌的预防也同样重要。同时注意胸罩的穿戴要得当，过紧、过厚、透气不良都会影响乳房淋巴液的正常循环，以至于不能及时清除有害物质而导致乳腺疾病的发生。

总之，随着现代社会生活节奏的加快，女性所承担的社会角色越来越重要，面临工作、生活上的压力也相应越来越大，加之环境的污染、饮食结构的改变，都会导致女性乳腺疾病发病风险的增加。因此，帮助每一位女性建立正确的乳房意识，利用一切机会了解自己正常的乳房，观察并且感觉自己的乳房，监测自身乳房的变化，及时向医生报告乳房的改变对于乳腺疾病的预防及协助医师的诊治具有重要意义。这是一条探寻健康、美丽与和谐的道路，我们任重而道远。但相信这份来自于医务工作者、来自于科研工作者以及每一位普通女性的努力，终有一天会使得乳腺癌成为可预防可治愈的疾病。女性不需要再担心乳腺癌会使自己花容失色，不用再担心乳腺癌会破坏自己的婚姻、家庭、威胁到自己的生命，拥有健康的体魄、健全的身心、健美的身姿将不再是梦想。乳房自我检查，从自己做起，从身边做起，从现在做起。

四、定期体格检查有何意义?

当体格检查出现一下情况、也就是乳腺疾病预警信号：

乳头流出液体，乳头凹陷、形状和大小改变，肿块，皮肤凹陷，"酒窝征"外表改变，"橘皮征"等；见下图1～图3。

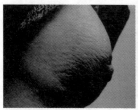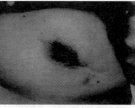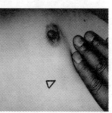

图1　橘皮征　　　　图2　乳头凹陷　　　　图3　酒窝征

如果出现以上的乳腺疾病的警告信号，请尽快前往乳腺专科门诊，由乳腺疾病专科医师对您进行诊断和制定治疗方案。

五、检查需要找专业的医生

（1）由专业医师或护士帮助做的乳房检查：可防止部分在自我检查中遗漏的警告信号。

（2）专业体检频率：20～40岁，1次/1～3年；40岁以上，1次/年。

（汤琦　周绍强）

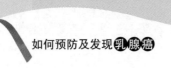

第五节 乳腺癌的药物干预预防

一、吃药能预防乳腺癌吗?

研究显示，乳腺恶性肿瘤的发生是有多种因素共同作用的结果，其中包括有遗传因素、环境因素及生活方式与生活习惯等。其中遗传因素目前尚无法彻底改变，其余绝大多数乳腺恶性肿瘤的发生与患者的生活环境以及生活习惯密切相关，而这些都是可以通过乳腺防癌健康教育和行为干预来加以相对的控制。因此，就目前的状况而言，可以说，乳腺癌在一定程度上是可以预防的。

针对乳腺癌进行预防，化学药物预防是重要的手段之一。主要药物包括：他莫昔芬（TAM）、雷洛昔芬（raloxifene）、依西美坦、阿那曲唑（anastrozole）、视黄素、阿司匹林、植物性雌激素、口服避孕药、激素替代治疗。

他莫昔芬是目前最常用于预防乳腺癌的药物，应用TAM作为乳腺癌的化学性预防的随机前瞻性临床研究主要有4项。其中两组，即NSABP乳腺癌预防试验（BCPT）和国际乳腺癌干预研究Ⅰ（IBIS—Ⅰ），显示用TAM可以降低患乳腺癌的危险性。而Royal Marsden Hospital（RMH）的TAM化学预防试验（tamoxifen chemo prevention trial）和意大利TAM预防研究（Italian tamoxifen prevention study）的初步分析显示，TAM在降低乳腺癌发病率方面上没有作用。

与绝经后妇女相比，TAM能明显降低绝经前妇女乳腺良性疾病的发病率。这可能反映这样一个可能性，即预防性用药宜早不宜晚。然而，TAM降低基因突变携带者乳腺癌危险的信息有限。

用于降低乳腺癌危险性时，TAM的剂量为20mg/d，这一剂量已被FDA认证。

其他的剂量及用法的安全性及有效性尚未评估过。没有研究确定开始服用TAM的最早年龄，但是BCPT的研究提示，绝经前有乳腺癌高危因素的妇女使用TAM可能带来延长总人口寿命的最大好处。因为随着年龄的增加，血栓随之增加，而且TAM疗法也带来了中风及肺栓塞这两个致命危害，所以对绝经后的妇女是否选用TAM必须认真考虑好处及风险。

尚无关于TAM基本预防性服药期限的研究。辅助治疗研究资料显示，在对侧原发性乳腺癌的发病率研究中对比使用TAM和安慰剂，TAM有时间依赖、剂量相关的特点。TAM使用5年可降低47％的第2个原发癌的发病率，缩短用药期限其降低危险性的概率也同样降低（1年降低13％；2年降低26％）。这一辅助治疗资料同时显示TAM的作用大约可持续到停药后10年以上。

后续临床试验将确定服用TAM 5年以上是否有益。尚未设计和进行降低乳腺癌危险性的理想用药期限的试验。

化学药物预防的展望，有效的预防和治疗策略包括应用药物阻止雌激素在乳腺中的作用。雌激素拮抗剂TAM在高危险妇女中尤为有效。尽管TAM有如此之多的优点，但是长期应用也会有不良作用（子宫内膜癌和血栓性疾病）。

雷洛昔芬在乳腺中是一种有潜力的对抗雌激素药物，但是在骨和心血管系统中又有雌激素受体拮抗作用，对子宫内膜的作用也很少。它的发现为TAM的靶向应用提供了替代策略。

在STAR临床试验中，雷洛昔芬比TAM好。新一代SERMs，如EM-652、GW-5638和SP500263也是有潜力的化学预防药物。无论是治疗转移乳腺癌还是新辅助化学治疗方面，AIs似乎均优于TAM。那些常见的由于长期服用TAM所致的毒性作用和严重但是罕见的不良反应，似乎在AIs中很少出现。

然而，目前有影响的关于AIs降低乳腺癌危险性的随机临床试验才刚开始，在化学预防方面的进展尚未明了。但是，重要的是AIs在骨组织和脂代谢、已知的功能和其他雌激素依赖组织的长期作用被仔细地评价。然而，尽管有如此多的顾虑，AIs除可用于治疗绝经后妇女早期乳腺癌外，也选择性地应用于预防治疗。

目前，只观察到TAM在ER阳性乳腺癌中预防乳腺癌的好处。因此，对预防ER阴性乳腺癌的药物的需要是非常迫切的。或许，其候选药物是非甾体类抗炎药物，特别是COX-2抑制剂Celecoxib（西乐葆）对乳腺癌细胞系有抑制其生长的作用，并且可以导致老鼠体内DMBA诱导乳腺癌的退化。并且证实西乐葆具有抑制MMTV-erbB-2转基因鼠体内HER-2/neu诱导乳腺癌的作用。COX-2抑制剂同样具有降低鼠模型体内致癌物诱发乳腺癌的生长作用，这一发现预示了其化学预防潜力。

近期，几项Ⅰ、Ⅱ期临床预防性实验正在评估

COX-2抑制剂对乳腺癌的化学预防作用。

其他的预防：ER阴性乳腺癌的药物包括受体酪氨酸激酶（RTK）或单克隆抗体。通过单克隆抗体或是小分子酪氨酸激酶抑制剂对表皮生长因子（EGFR）功能的抑制具有对抗乳腺癌细胞系的作用。

近期研究表明，EGFR抑制剂ZD1839在转基因老鼠体内具有抑制ER阴性乳腺癌发展的作用。基于这项有利发现，许多EGFR特殊化合物和单克隆抗体被应用于临床试验。EGFR家族成员erbB-2（HER-2）被认为是浸润性乳腺癌中最重要的癌基因。

erbB-2的过度表达导致对内分泌治疗及化学治疗的无效。在发现乳腺癌HER-2过度表达的基础上，发展了对抗HER-2的单克隆抗体即trastuzumab。Telomerase抑制剂、isoflavonoids、polyaminebiosynthesis抑制剂（DFMO）和2-ME2也是有潜力的化学预防性药物。

二、喝豆浆及吃豆制品能预防乳腺癌吗?

豆浆及豆制品是较常见的植物性雌激素。有关大豆蛋白可促进乳腺癌的争论仍在继续。有些ER阳性乳腺癌细胞在低浓度isoflavone染料木黄酮时细胞增殖，高浓度时有抑制作用，也已清楚它对ER阴性细胞只有减缓生长的作用。大量培养的乳腺癌细胞的增殖对染料木黄酮没有反应，实际上是大豆植物雌激素TGF-β产生了抑制作用。还有部分研究表明，对女性乳腺癌有潜在的雌激素样作用，虽然这些作用并不一定伴有细胞增殖。单独的大豆植物雌激素对乳房没有明显的雌激素作用。评估各种酚类植

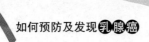

物化学物质作为化学预防药物来降低乳腺癌的危险性的大量临床前期和临床研究正在进行。没有前瞻性资料表明酚类植物化学物质有降低患乳腺癌危险性的作用。

（聂建云）

第五章　如何发现乳腺癌

第一节　乳腺癌的临床表现

乳腺癌是女性常见的恶性肿瘤之一，发病率位居女性恶性肿瘤的首位，严重危害妇女的身心健康。其发病率以每年2%的速度递增，威胁着越来越多女性朋友的健康。只要通过积极、规范治疗，大部分患者能获得较好的疗效。但早发现、早诊断及早治疗仍是决定患者治疗效果的关键。

一、乳腺癌最常见的表现是什么？

目前，临床上80%的乳腺癌患者均是以乳腺肿块首诊。患者通常是在洗澡或者换衣服等无意的情况下发现乳房肿块的，肿块多为单个，质地比较硬，边缘不规则，表面欠光滑。

二、乳腺癌会疼痛吗？

大多数乳腺癌为无痛性肿块，即使触摸肿块时也不会感觉疼痛，部分患者乳房有不同程度的隐痛或钝痛，并且发作无明显规律，因疼痛不明显常常被忽略。

三、乳头出血或有分泌物渗出是乳腺癌吗？

非哺乳期间的妇女发生乳头溢液多属病理性改变，其中导管内乳头状瘤约占半数，其次为乳腺囊性增生和乳腺

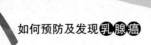

导管扩张症，约15%患者为乳腺癌。一般认为乳头溢液的性质为浆液、乳汁样或水样者，良性病变可能性大；如果乳头溢液为血性，而且年龄在50岁以上或伴有肿块者，患乳腺癌的可能性比较大，应该及时到专业的医院就医。

四、患乳腺癌时，乳房有没有一些看得见的改变？

有部分乳腺癌患者乳房也会出现一些肉眼看得见的改变，常见的有以下几种：

1. 乳头、乳晕的改变

当肿瘤位于或接近乳头深部，可引起乳头回缩。肿瘤距乳头较远，乳腺内的大导管受到侵犯而短缩时，也可引起乳头回缩或乳头偏斜。

2. 乳房的皮肤改变

由于乳腺癌侵犯不同的部位可引起乳房皮肤不同的改变，最常见的是肿瘤侵犯乳房里的悬韧带（Cooper's韧带）后，相应的皮肤表面会出现小的皮肤凹陷，临床上称为"酒窝征"。若癌细胞阻塞了淋巴管，则乳房皮肤会出现"橘皮样改变"。乳腺癌晚期，癌细胞沿淋巴管、腺管或纤维组织浸润到皮内并生长，形成"皮肤卫星结节"。

五、所有的乳腺癌都有肿块吗？

临床上并不是所有的乳腺癌都有肿块，这一类乳腺癌临床上称为"隐匿性乳腺癌"，在患者的乳房内摸不到肿块，患者常常以腋窝淋巴结肿大为首发症状。目前医院收治的乳腺癌患者中，约1/3以上伴有腋窝淋巴结转移。因此，腋窝淋巴结的检查，对于乳腺癌的诊断及分期都有非常重要的意义。

六、乳腺癌表现都一样吗？有没有什么特殊表现？

乳腺癌表现不全一样，根据病理学有很多种分类。临床上还可以见到一些特殊类型的乳腺癌，如：

1. 炎性乳腺癌

患侧的乳房皮肤出现发红、肿胀、发热等类似炎症的表现，皮肤颜色呈浅红或深红色，由局部的一块很快扩展到大部分乳腺乃至全乳。触诊时，整个乳腺增厚、变硬，皮肤温度增高且肿胀、粗糙，有明显的橘皮样变。这种类型的乳腺癌恶性程度较高，进展较快，应及时就医。

2. 乳头Paget's病

表现为乳头皮肤瘙痒、糜烂、破溃、结痂、脱屑，伴灼痛，至乳头回缩。常常会被误当成"湿疹"来治疗，一旦出现应当引起重视。

（张季）

第二节　乳腺的影像学检查方法

一、什么是乳腺疾病检查的最佳时间？

乳腺疾病有它的特殊性，检查的时间与月经周期是有关系的。

在月经周期的不同时期中，受各种相关内分泌激素的影响，乳腺会发生一些生理性的增生与复旧的变化。而在月经前，雌性激素水平比较高，乳腺的腺体组织增殖会比较明显，乳腺组织会出现不同程度的充血、水肿，整个乳房会比较厚，有的检查就不是那么适宜，会影响乳房肿块性质的判断。特别是红外线扫描检查，会不太准确。如果需要照乳腺钼靶X线片检查，夹起来也会比较痛。

乳腺疾病最适宜做检查的时间是行经的第5～10天。因为此时雌性激素对乳腺组织的影响最小，乳腺组织处于相对静止状态，乳腺的异常和病变最容易被发现。

对于绝经期以后的女性，因为已经不再有月经，检查时选择自己和医师都方便的时间就诊就可以了。

二、乳腺癌的影像学检查有哪些?

乳腺癌的影像学检查有：乳腺钼靶、乳腺CT、乳腺MRI、乳腺彩色B超、乳腺红外线检查、乳管镜、PET/CT。目前公认，乳腺钼靶X线摄影检查和B超检查是临床上最常用且最有效的乳腺癌辅助检查手段。

1. 乳腺钼靶X线摄影检查

CR数字化乳腺高频钼靶X线检查（简称"乳腺钼靶检查"）是诊断乳腺疾病的首选，是最可靠、最直接、最简便的无创性检测手段，痛苦相对较小，简便易行，且分辨率高，重复性好，留取的图像可供前后对比，已作为常规检查。

乳腺钼靶检查是一种低剂量乳腺X光拍摄乳房的技术，能清晰显示乳腺各层组织，可以发现乳腺增生、各种良性肿瘤、恶性肿瘤以及乳腺组织结构紊乱，如"火眼金睛"般可观察到小于0.1mm的微小钙化点及钙化块，这是普通X线及CT、MRI、B超、红外线等检查手段难以做到的，尤其对于临床上难以发现的以微小钙化块为唯一表现的早期乳腺癌，具有特征性的诊断意义，特别是对于大乳房和脂肪型乳房，其诊断性可高达95%，对乳腺癌的诊断敏感性为82%～89%，特异性为87%～94%，是目前早期发现、诊断乳腺癌的最有效、最可靠的方式。

因此，美国癌症协会提出以下建议：35～39岁的女性应每年进行1次乳腺钼靶X线摄影检查；40岁以后每1～2年检查1次；50岁以后每年检查1次。我国35岁以上的女性也应按照以上要求进行乳腺钼靶X线摄影检查；而乳腺癌的高危人群：如初潮年龄小于12岁、绝经年龄大于52岁、高龄（35岁）初产、独身、未育、乳腺癌家族史、一侧患乳腺癌、青少年时期接受过射线辐射和患乳腺良性疾病的患者，以及较严重的乳腺增生、纤维腺瘤、乳腺炎及乳腺外伤等患者，应每年做1次乳腺钼靶X线摄影检查。

2. 乳腺CT检查

CT是电子计算机体层断层摄影的简称，断层摄影相当于沿横轴一层层切开人体组织并作X线平片摄影，断层厚度越来越薄，分辨力高，图像清晰，CT的密度分辨率高，横断面薄层扫描可用于发现0.2cm大小的病变，所以CT诊断乳腺癌越来越受到重视，但因辐射剂量大，不适合用于乳腺疾病的初检查，只能作为一种辅助检查手段。

3. 乳腺MRI检查

MRI具有很高的软组织分辨力，对患者无放射性损伤。动态增强检查对乳腺癌的诊断有较高的敏感性和准确性，对多中心、多灶性病变检出较为敏感，对乳腺癌侵犯胸大肌及腋窝肿大淋巴结的显示更清晰，并可评估保留乳房治疗的效果，鉴别多灶性癌和多中心癌、手术瘢痕和肿瘤复发灶以及诊断假体植入后乳腺癌等，但也存在不能显示钙化、效价比低及检查时间长、噪声大等缺点。数字化乳腺摄影对于乳腺癌诊断的特异性略高于核磁共振，而敏感性则低于核磁共振。

4. 乳腺彩色多普勒检查（B超检查）

B超检查也是乳腺疾病常用的检查方法之一，可与乳腺钼靶X线摄影检查结合起来使用。该方法具有无毒、无害、简便等特点，能鉴别良、恶性，囊、实性，增生等乳腺疾病。

X线的成像原理是穿透人体组织被吸收后形成不同的X线量差别而成像，属屏后成像，而超声波的成像原理与之相反，属屏前成像，从探头发出的超声波，经过人体组织可反射回超声波，不同距离反射回的超声波时间不同，不同的组织反射回的超声波量不同，经电脑数据处理转化为人眼可见的图像超声波成像技术在临床应用已久，是一种无创检查，但超声对触诊阴性的乳腺癌敏感性低，难于检测直径小于0.15cm的肿块，不能发现微小钙化。

5. 乳管镜检查

如果患者有乳头溢液（流水），可以采用乳管镜检查，大多数患者可以确诊。该方法确诊率高、痛苦小，但在检查前，应检查乙型肝炎表面抗原（HBS Ag），必要时还应检测艾滋病病毒（HIV），以防止交叉感染发生。

6. 乳腺红外线检查

乳腺红外线检查：这项检查因为速度快、无放射性而常在体检中作为乳腺疾病的初筛检查，尤其适合妊娠期和哺乳期女性，费用大约几十元。它利用正常组织和病变组织对红外线吸收率不同，而显示透光、暗亮等不同的灰度影像，由此诊断乳腺疾病。虽然不是乳腺癌的专业检查，但可以作为乳腺病变的初次筛检。

7.　PET/CT检查

PET/CT：是一种以2-脱氧-2-氟-D-葡萄糖为标记的非侵袭性乳腺疾病影像学检查方法，技术上将CT扫描图像与PET图像融合在一起，通过一次扫描能同时获得解剖和功能成像。PET/CT影像用于评估晚期乳腺癌病变的波及范围，鉴定化学治疗疗效，做出预后诊断，以及判定施行保乳手术后肿瘤复发的可能性等，具有不可替代的优势。

三、乳腺检查对年轻女性有伤害吗?

乳腺的检查对年轻女性是没有伤害的。乳腺检查通常用触诊，这是自我发现乳腺癌的重要方法之一，当发现有问题才做进一步的钼靶检查或彩超检查，没有怀孕的情况下是不会有害的，因为自然界里本身就存在X线，只是一般情况下，其剂量达不到危害人体健康而已。

四、相关的检查项目

发现乳房肿块后，应该做什么检查? 乳腺MRI、乳腺钼靶、乳腺B超等检查各有何优势?

乳腺钼靶对乳腺恶性肿物尤其是微小钙化的显示优于B型超声，而B型超声对恶性肿物血流信号及乳腺囊性增生的诊断优于乳腺钼靶，乳腺钼靶和B型超声对乳腺肿块的诊断各有优势，若联合使用可提高诊断的准确率。数字化乳腺摄影对于乳腺癌诊断的特异性略高于核磁共振，而敏

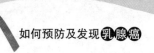

感性则低于核磁共振。随着各种影像检查技术的进步，多种影像学联合检查才可迅速准确地做出诊断。

五、发现乳头溢液应该做哪些检查?

如果是双乳多孔溢液，呈乳白色或清亮液体，可以进行性激素、B超、钼靶检查；如果是单侧单孔乳头溢液，呈淡黄色或血性，应该行乳管镜、B超、钼靶导管造影。但应注意的是导管造影的造影剂可能堵塞导管，以致造成手术无法找到溢液孔和溢液导管，进行手术切除病变导管，所以拟行手术治疗的患者，慎行导管造影。

（杨庄青）

第三节　乳腺癌遗传基因的相关检查

一、通过基因检测，可以检查是否患乳腺癌吗?

乳腺癌是多因素共同作用的结果，不少基因的变异与乳腺癌的发生、发展有关。2013年5月14日，安吉丽娜·朱莉在《纽约时报》发表《我的医疗选择》，称自己通过基因检测确定带遗传缺陷基因BRAC1，她的医生估测她患乳腺癌和卵巢癌的概率颇高，分别为87%和50%。她选择双侧乳腺切除术，降低患癌风险，并号召全球女性特别是有家族遗传史的女性，可以通过她的经历知道有一条渠道可以检测自身的患癌概率，并也可以选择预防措施。在乳腺癌的预防方面，基因检测的意义又有多大？下面将对乳腺癌遗传基因的相关检查做简单的介绍。

癌基因异常激活与抑癌基因失活或活性下调引起糖、脂肪和蛋白质三大物质代谢改变，使细胞分化增殖失控，是乳腺癌发生的根本原因。乳腺癌发生发展过程中，常见的相关抑癌基因有P53、Rb-1、nm23、PTEN等和乳腺癌相对易感基因BRCA-1与BRCA-2；癌基因有C-erbB-2、c-myc、cyclinD、Bcl-2等和其他相关基因。

二、乳腺癌会遗传吗？

乳腺癌患者中，家族性和遗传性乳腺癌分别占20%~25%和5%~10%，其发病率远低于散发性乳腺癌，这正是因为乳腺癌的发生发展与个人不良生活习惯、体质特异性和其所处的环境密切相关。这些因素的作用诱导乳腺癌细胞基因突变，变异基因的表达最终促使细胞发生癌变。5%~10%乳腺癌具有家族性和遗传性，BRCA-1和BRCA-2基因在乳腺癌患者中表达，85%的遗传性乳腺癌BRCA-1和BRCA-2基因发生突变，对乳腺癌有相对特异性，因此称之为乳腺癌易感基因。家族性乳腺癌预后较差，同时伴有BRCA-1和BRCA-2基因突变的人群对乳腺癌发生的危险度约为85%是乳腺癌发病的高危人群。BRCA-1和BRCA-2基因突变的乳腺癌分化恶性程度更高，癌细胞浸润性更强，提示预后差。同时，基因异常扩增是乳腺癌中第二种常见的细胞遗传学改变。

目前，乳腺癌中已检测出主要的、有明确扩增和功能的显性基因有：生长因子受体基因C-erbB-2、核转录因子基因c-myc、编码细胞周期激酶调节蛋白的基因。总之，乳腺癌的遗传倾向是多基因共同作用的结果，其中任

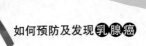

何一种基因损伤都有可能导致乳腺的增殖异常。

如果BRCA1、BRCA2基因检测为阳性，是否需要进行手术乳腺切除？预防性乳腺切除确实是降低乳腺癌的有效方式，但对我国女性来说却不具有普遍的参考意义。在美国乳腺癌发病率相对较高，发病率家族性的倾向相对较高，但在我国目前仍属于散发状态，家族性倾向并不明显。另外，美国有较好的预测模型（Gail模型），而我国尚缺乏相关的研究。事实上，BRCA1以及BRCA2基因检测阳性，并不代表被检测人一定会发展成乳腺癌，而且现在发病的报道主要来自欧美国家的数据，并没有中国人群的权威数据。因此，检测阳性的人群也没有必要过度恐慌，但要引起重视，加强筛查的频率，定期进行相关检测。

目前，研究已确定多个抑癌基因、癌基因和其他基因与乳腺癌的发生、发展有关。有多种癌基因参与了乳腺癌的形成；从正常乳腺上皮组织增生再到癌变的过程中可能有不同的基因参与。而且患乳腺癌的危险因素很多，除了基因因素之外，还有一些遗传、内分泌、病毒等其他因素。有了一个或几个危险因素，并不意味着该患者一定会患乳腺癌，仅反映该患者在统计学上比一般人存在较高的风险。目前，国内开展BRCA1、BRCA2基因检测的单位较少，并且国家关于基因检测的规范性还没有统一的标准。因此，乳腺癌的基因检测是有明显的针对人群的，并不是所有人都适合基因检测。由于BRCA1、BRCA2突变属于常染色体显性遗传，有乳腺癌家族史等高危因素的女性才建议检测。随着基因检测的发展，一定会有更完善的体系来帮助乳腺癌高危人群的预防。

（葛菲）

第四节　男性会患乳腺癌吗?

一、男性也会患乳腺癌吗?

男性也会患乳腺癌。男性乳腺癌是少见的恶性肿瘤，占男性全部癌肿的0.2%～1.5%，占乳腺癌的1%左右。正是由于"男性不会患乳腺癌"这种错误认识，往往导致人们丧失警惕，直到发展到晚期才发现患了乳腺癌，从而错过了最佳的治疗时机。从理论上说，乳腺腺癌的发生是由于乳房细胞内出现恶性肿瘤组织。男性也具备乳腺组织，所以同样也可能导致乳腺癌，只是由于生理结构的差异，女性患乳腺癌的概率远远大于男性。

二、哪些原因会导致男性乳腺癌的发生?

发病原因还不完全清楚，目前认为与下列因素有关。

1. 遗传因素

大概有20%的患乳腺癌的男性患者，其家族中都有亲人患有类似的疾病。因此，遗传因素是男性乳腺癌发生的重要原因。

2. 雌性激素

在治疗诸如前列腺等男性疾病时，都会服用一些含有一定的雌性激素的药物，这种治疗可能会增加乳腺癌的患病机会，成为男性患乳腺癌的一个重要的诱发因素。不过，相对于治愈前列腺疾病的疗效，这种影响甚微。

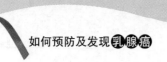

3. 肝脏病变

肝脏出问题也可能会导致男性乳腺癌的发生，这是因为肝脏疾病会影响到血液中激素的代谢，导致雌激素在体内大量蓄积，而雄性激素水平相对较低。

4. 缺乏运动和肥胖

体育活动能够降低女性患乳腺癌的机会，而中年肥胖会增加患乳腺癌的概率。原因就在于脂肪细胞能将雄性激素转化成为雌性激素。

这就意味着，肥胖男子的体内含有较高的雌性激素。一些肥胖男子发现，他们不如正常男子的胡须长得快，而且他们的生育能力通常会受到限制，所以常规的锻炼和保持体重能够减少很多疾病和癌症的罹患机会。

5. 辐　射

如同其他癌症的诱发因素一样，强辐射也是其中重要的一种。当一个男性的胸部受到大量的辐射时，就可能会诱发乳腺癌的发生。

三、男性乳腺癌有些什么症状呢？

（1）无痛性肿块：这是常被男性患者自己发现的第一个症状。肿块一般位于乳晕下方，正好是男性乳腺组织集中的地方，肿块生长比较快，肿块边界常常不清晰。

（2）胸部皮肤改变：男性乳腺癌患者胸部皮肤或胸肌有粘连现象。

（3）乳头异常：20%的男性乳腺癌患者有乳头内陷、结痂和回缩现象。

（4）乳头溢液：乳头溢液更容易发生在男性乳腺癌

患者身上，而不被引起重视。

（5）淋巴结：很多初诊的男性乳腺癌患者都可以检测到腋下淋巴结的存在。

四、男性乳腺癌患者应该做哪些检查?

男性乳房较小，各种辅助检查不如女性。但检查方法基本同女性。如下：

1. X线检查

乳腺照相（乳腺钼靶）是乳腺癌诊断的常用方法。X线上表现为肿块影，肿块不规则，有毛刺；不规则致密影；钙化点成簇状、泥沙状，钙化细小，每平方厘米超过10个钙化点，恶性可能大。

2. 超声显像检查

超声显像检查无损伤性，可以反复应用。对乳腺组织较致密者应用超声显像检查较有价值，但主要用途是鉴别肿块系囊性还是实性，超声检查对乳腺癌诊断的正确率为80%～85%。癌肿向周围组织浸润而形成的强回声带，正常乳房结构破坏以及肿块上方局部皮肤增厚，或凹陷等图像均为诊断乳腺癌的重要参考指标。

3. 针吸细胞学检查

在患者乳腺肿块处穿刺，抽取细胞进行病理学检查，可见重度增生和可疑癌细胞或癌细胞等。

五、怎样判断男性是否患了乳腺癌呢?

有下列情况者可考虑为男性乳腺癌：

（1）中、老年男性，乳房出现无痛性肿块。

（2）查体：肿块侵犯皮肤及乳头，并可出现溃疡。

（3）针吸细胞学检查找到重度增生，可疑癌细胞，乃至癌细胞。

（4）切除病灶，病检可明确诊断。

男性乳腺癌应与男性乳腺发育症区别，男性乳腺癌患者多为老年人，单侧肿块，肿物偏心性，质硬，无疼痛；针吸找到癌细胞，而男性乳腺发育症多见于青春期和肝病患者，多为双侧盘状物，有触痛；针吸细胞学检查为重要鉴别手段之一。

六、男性患了乳腺癌的治疗方法

每一种类型和阶段的乳腺癌，有些人可能只需要手术，而有些需要手术和额外的（辅助）治疗，如放射、化学治疗或激素治疗。

乳腺癌手术包括以下内容：

1. 乳腺癌根治术

虽然男性和女性乳腺癌之间具有很多相似点，但两性之间还是存在重要差异。两者之间最大的差异在于乳房的大小。由于男性的乳房组织小得多，当他们的乳房出现小的异物时，虽容易被觉察到，但是大多数人却认为"乳腺癌只是女性的专利，男性怎么会患乳腺癌呢"，延误诊治；另一方面，由于男性的乳房组织太小，肿瘤也无须太长时间就能够扩散到乳房的皮肤和肌肉组织。因此，大多男性乳腺癌患者就诊时多为中晚期，肿瘤侵犯胸肌者行乳腺癌根治术。

2. 乳腺癌改良根治术

主要用于非浸润性癌或Ⅰ期浸润性癌。Ⅱ期临床无明显腋淋巴结肿大者。

3. 乳房单纯切除术

它的主要适应证，仅限导管内癌患者或年老体衰者或某些只能行姑息性切除术的晚期病例。

男性乳腺癌因其乳房特点及乳头、乳晕下有丰富的淋巴管网，其肿块较小即发生内乳区或腋下的淋巴结转移。因此，术后有必要行内乳区、腋下、锁骨上及胸壁放射治疗，以减少复发。

根据肿块大小和术后淋巴结情况及免疫组化结果等决定是否化学治疗，需要化学治疗的患者，化学治疗可望提高生存率。根据细胞学的理论，术后化学治疗宜早期开始，一般不超过术后1个月，行6～8周期化学治疗。长期应用并不能提高其疗效，同时对人体免疫功能有一定的损害。

内分泌治疗乳腺癌是非治愈性的，但对于激素依赖性乳腺癌却可收到不同程度的姑息疗效。癌细胞胞质和胞核内雌激素受体（ER）含量愈多，其激素依赖性也愈强。

三苯氧胺（TAM）：是一种抗雌激素药物，它与癌细胞的雌激素受体结合，抑制癌细胞的增殖。常用剂量为10mg，口服，2次／日。再增加剂量不能提高疗效，至少服用5年。

芳香化酶抑制剂：如阿那曲唑、来曲唑等，可以用于男性乳腺癌患者，有资料表明其效果优于三苯氧胺，这类药物能抑制肾上腺分泌的雄激素转变为雌激素过程中的芳香化环节，从而降低雌二醇，达到治疗乳腺癌的目的。

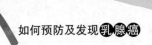

七、男性乳腺癌患者的预后

男性乳腺癌患者具有年龄较大、病程长、预后差的特点。但如早期发现，及时治疗，治疗预后与女性趋于相同。

影响男性乳腺癌预后的因素，主要是病理类型、分期、治疗方法及就诊时有无淋巴结转移。多数报道认为，治疗后总的5年生存率比较，男性患者5年、10年生存率均略低于女性。因此欲改善男性乳腺癌的预后亦在于早期发现、早期诊断、早期治疗。

八、男性乳腺癌的预防方法

平时注意保持乳房的清洁卫生，养成乳房自查的好习惯。随时留意乳房出现的各种变化。如出现局部疼痛和压痛现象，发现边界不清的无痛性肿块，乳头向内凹陷，或有分泌物时，应立即到医院进行相关咨询与检查。相对于女性，男性更喜欢服用滋补营养品，而大多数滋补品含有激素成分，要慎重选用。

九、男性乳腺癌患者的饮食宜忌

（1）宜食营养全面、高蛋白、高纤维素、高维生素、低脂低盐饮食。

（2）宜食新鲜蔬菜水果、莴苣、菱角、鸡蛋、肉类、奶制品等。

（3）少吃或不吃辛辣刺激、肥甘厚腻、烧烤、腌制等食物。

（4）尽量避免吃甜、油炸、高脂饮食。

（王建達）

第五节　乳腺增生会转变成乳腺癌吗？

乳腺增生症既非炎症又非肿瘤，但与乳腺癌的相关性一直是人们关注的焦点。首先我们来了解一下乳腺增生症的相关知识。

乳腺增生症是临床上最常见的乳腺增生性疾病。在对乳腺增生症认识的过程中，其命名较为混乱，归纳起来大概有十余种之多。如乳腺上皮增殖症，乳腺腺病，纤维囊性病，囊性增生症，乳腺小叶增生症，乳腺结构不良等。这些名称多强调病理学的概念，不适用于临床。其实本病的实质是腺体的过度增生或复旧不全，因此临床上常称为乳腺增生症。

1. 病　因

乳腺增生症的病因目前尚未明了，有几种因素可能与其发病有关：

（1）性激素异常。目前多数研究认为内分泌失衡是乳痛症的病因之一。

（2）乳腺组织对性激素的敏感性增高。

（3）其他，如不合理的怀孕、哺乳史造成乳房复旧不全，口服避孕药，滥用丰乳药等外源性激素的使用及现代人生活工作压力大，不合理的饮食起居等均可能导致内分泌失衡，引发乳腺增生症。

2. 分类、诊断及临床表现

从临床习惯及治疗出发，通常将乳腺增生症分为乳痛症，乳腺腺病和乳腺纤维囊性腺病。

（1）痛症：是妇女最常见的一种症状，即生理性肿胀和触痛。同时乳痛症也是乳腺门诊最常见的症候群。

（2）乳腺腺病：该病是乳痛症与纤维囊性腺病的中间阶段。临床特点早期为痛性肿块，但疼痛可无周期性，另外一部分患者症状可与囊性增生症相似，而疼痛症状并不明显。

（3）乳腺纤维囊性腺病：此病为病理性乳腺增生期，早期可有乳房疼痛，常无周期性，疼痛多不激烈，为胀痛、刺痛或钝痛等，乳腺内可触及局限性或弥漫性腺体增厚，同时也可有乳头溢液的表现。

3. 治 疗

迄今为止，对于乳房疼痛仍没有一种特别有效的治疗方法，目前主要是对症治疗和进行乳腺癌的预防。其他治疗如饮食控制，减少脂肪摄入量，减少咖啡因、可乐、巧克力等的摄入均可起到缓解乳房疼痛的作用。

对于乳腺腺病和乳腺纤维囊性腺病本身无手术治疗的指征，手术治疗的目的主要是活检，避免漏诊及误诊乳腺癌，或切除乳腺非典型性增生病变。

4. 转 归

乳腺癌的发生是一个渐进的演变过程，数十年来人们都在不断探讨乳腺增生症与乳腺癌是否有必然的联系。

但就目前的研究来看，仍没有证据表明乳腺增生症会导致乳腺癌的发生。

但对于病检活检确诊的乳腺纤维囊性腺病患者，发生乳腺癌的风险可能会增加。

因此，对于女性朋友来说定期进行乳房的自我检查，乳腺B超和钼靶筛查是十分必要的，同时保持健康的生活方式及良好的心态将有助于女性远离乳腺癌的侵害。

（段佳君）

第六章 乳腺癌的治疗方法

第一节 乳腺癌的手术治疗

一、乳腺癌是不是都需要进行手术？

乳腺癌的治疗是以手术为主的全身治疗，手术+化学治疗+放射治疗+内分泌治疗均称为乳腺专科医师的"四大法宝"；但不是所有乳腺癌都能先做手术，晚期乳腺癌首先应使用化学治疗，对于不能耐受手术的患者则根据实际情况选用必要的治疗方法。

二、乳腺癌的手术方式

乳腺癌的手术方式主要有切除和保留乳房、重建乳房三大类：

（1）切除乳房的手术：根治术，改良根治术，皮下乳房切除术。

（2）保留乳房的手术：乳房部分切除，象限切除，保留乳头乳晕皮下乳房切除术。

（3）重建手术：包括各类乳房重建手术。

（陈德滇）

第二节 保乳治疗安全性的问题

一、何谓保乳手术?

保乳手术是指切除肿瘤及周围一些正常乳腺组织而保留大部分乳房,术后辅以放射治疗,其宗旨是既获得与根治术相同的生存机会,同时保留相对完好的乳房外观,以提高患者的生活质量。

保乳手术的原则是既保证效果前提下完整切除原发肿瘤并且获得切缘阴性。保乳手术适应证和禁忌证如下。

保乳手术主要适合于:Ⅰ、Ⅱ期乳腺癌患者,部分T3N1M0的患者,只要肿瘤和乳房比例合适,无禁忌证者均可选择保乳治疗,对T2、T3有强烈保乳意愿的患者也可考虑新辅助化学治疗后施行保乳手术。

(1)保乳手术禁忌证:

①乳腺或胸壁先前接受过中等以上剂量放射治疗。

②妊娠且需妊娠期放射治疗。

③乳腺X线片呈弥漫性可疑或恶性征象的微小钙化。

④无法通过单一切口完整切除的多中心病灶。

⑤无法保证切缘阴性者。

(2)相对禁忌证包括:

①累及皮肤的活动性结缔组织病(硬皮病、系统性狼疮)。

②肿瘤大于5cm。

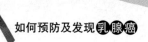

二、保乳手术安全吗?

保乳手术主要的适应对象时早期乳腺癌（Ⅰ、Ⅱ期），过去的40年来保乳手术作为一种可替代全乳切除术的术式已被人们广泛接受，最根本的原因是人们对乳腺癌生物学特性认识的提高，以解剖学概念为指导理论逐渐被以生物观点为指导理论所取代，乳腺癌是全身性疾病，不同的局部治疗方法对生存率无根本影响，适当保守的局部治疗措施不会影响对这些全身性疾病的控制，因而不会影响患者长期生存的机会。NSZBPB—06、Miles等6个大型的有长期随访资料的前瞻性随机临床研究结果证实，对适合的患者而言，保乳手术既获得与全乳切除术相同的治疗效果，还能同时保留相对完整的乳房外观。除了前瞻性随机试验之外，欧洲、北美许多医疗中心进行的回顾性研究也验证了保乳手术取得了很高的局部控制率及令人鼓舞的美容效果，长期的随访帮助人们了解保乳术后局部复发的方式病程，局部复发的相关因素及影响乳房外形的因素，结果均一致表明无论在无病生存和总生存上，保乳手术加放射治疗均等同全乳切除，考虑到乳房缺失对女性患者心理的不利影响，出于人性化诊疗考虑，对适合保乳条件的早期乳腺癌患者施行保乳手术，不仅是安全的，也是必需的。

三、保乳手术既然是安全的，为什么我国的保乳率不高呢?

保乳手术在欧美国家已经成为早期乳腺癌的首选术式，50%以上Ⅰ、Ⅱ期乳腺癌患者接受了保乳手术，但国内多中心研究数据显示，保乳手术仅占全乳腺癌的9%，占到符合保乳手术的19.5%，分析我国保乳术低于欧美的原因是：

（1）规范的大规模乳腺癌普查远不及欧美国家，故早期乳腺癌所占比例低。

（2）非医学界人士对乳腺癌保乳治疗尚缺乏了解，科普知识宣传不够，致使患者对保乳手术需求不高。

（3）保乳手术需要较高手术技巧和多学科的配合（病理科、核医学科）。

（4）部分地区缺乏完善的放射治疗设备，无法保证低的局部复发率。

因此，从全国范围看，不少地区的早期乳腺癌还沿用乳腺癌切除。保乳手术尚未形成统一模式。手术随意性仍较大，故规范化及针对上述原因的治疗，已经成为我们开展保乳治疗面临的首要问题。

（汤学良）

第三节　乳腺癌术后的乳房重建

乳房作为哺乳器官在延续人类生存方面发挥了巨大作用，同时乳房又是女性重要的美学器官，在性爱和美观方面起着不可替代的作用。随着社会的发展和人文精神的觉醒，乳房的美学价值逐渐凸显，尤其是在文艺复兴时期人类对自我的认识升华到了新的阶段。随着社会的开放和与西方文化全方位的深入交流，中国社会和女性本身对乳房美的追求也越来越明显，受种族、历史、文化、地域环境等因素影响，对乳房美的判断有不同标准，但总的来讲，

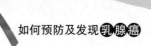

美的乳房具有丰满挺拔，富有弹性，线条流畅，弧线圆润等特征。乳房美是女性阴柔美的重要组成部分，拥有健美的乳房能唤起女性深层次的美感和自豪感，使女性更加自信地生活在人群中并受到社会更多的尊重，有助于女性实现包括爱情、婚姻和事业等全方位的价值追求。由于乳房在人体美方面的重要作用，一旦失去乳房，女性自信心将会受到极大的打击，产生自卑、失望、羞愧感，精神受到压抑甚至失去社交生活的勇气，不幸的是乳腺癌作为高发病率的疾病对女性乳房美造成了严重的摧残，从而对女性患者的躯体和心理均造成严重影响。

大量的研究表明，乳腺癌保留乳房治疗和乳房切除加乳房重建均能改善患者因乳房切除引起形体破坏的心理损害。随着乳腺癌综合治疗手段的进步，乳腺癌患者对美及对生活质量追求的日益强烈，如何能够将美学和治病有机地结合起来是我们需要思考的问题。

一、乳腺癌术后，应该什么时候选择再造?

乳腺癌术后可采用即刻或延期重建。对于病期较早且有重建需求的患者可考虑即刻再造；对于病期相对晚且需要放射治疗患者，则待随访3年后无复发转移，考虑延期再造。

二、乳房再造的方法有哪些?

主要包括假体植入、自体组织移植以及自体组织联合假体移植三种方法。

1. 应用假体进行乳房重建

该方法始于20世纪60年代初期，盛行于80年代，手术方法简单，适用于局部有良好软组织覆盖不愿意损失身体其他部位自体组织的患者。但是，假体植入应该以人体安全和疾病治疗为前提。

2. 自身组织移植乳房再造术

使用自体组织再造的乳房具有自然持久，美学效果良好等优点；总体来说，利用自身组织的移植效果要优于假体植入的效果应用。目前，最常应用的是各种下腹部皮瓣和背阔肌肌皮瓣，其他的如臀大肌肌皮瓣、股前外侧皮瓣、横行股薄肌肌皮瓣、阔筋膜张肌肌皮瓣等都曾在乳房再造中有一定程度的应用，但目前应用已较少。

3. 自体组织联合假体移植

采用背阔肌肌皮瓣联合假体植入成为乳房再造的首选方法。

使用背阔肌肌皮瓣行乳房再造，适用于乳房良性肿瘤保乳治疗手术后，乳房部分缺损保留胸大肌的改良根治术后以及健侧乳房中等大小的患者，手术操作简单，利用背阔肌周围的脂肪组织可以获得充足的再造乳房组织量，再造乳房形态良好。对于在手术后需要继续进行放射治疗的患者来说，假体的存在可能会导致放射治疗过程中产生更多的并发症，因此，此类患者进行假体再造时应该慎重，如果选择自身组织移植，则背阔肌肌皮瓣移植是更优的选择。

三、再造的乳房如何达到对称?

乳房再造术后，往往需二次甚至多次手术以达到双侧乳房的基本对称。有文献报道，67%延期再造和22%即刻再造的妇女要求行对侧乳房整形，联合假体植入乳房再造的患者中41%的患者要求对侧隆乳，二期整形的方法包括皮肤和脂肪的切除，同侧或对侧的假体植入隆乳或对侧乳房缩小术、上提术等。

此外，一些研究表明，再造乳房的二次整形比对侧乳房整形更容易获得对称的效果。乳头、乳晕再造是乳房再造的组成部分，乳头再造一般待乳房形态稳定后进行乳头再造。可应用组织游离移植或局部皮瓣法，组织游离移植可应用对侧乳头、耳垂或小阴唇，目前多使用局部皮瓣法，其中以箭形皮瓣为最常用。乳晕再造目前多采用文身技术。

四、乳房再造有哪些新进展？

近年来组织工程学发展迅速，生物补片、脂肪干细胞等研究渐趋成熟。脂肪干细胞辅助乳腺癌术后乳房重建成为研究热点，这种方法是将具有脂肪生成功能的细胞与具有生物降解功能的聚合物支架相结合，重建乳房脂肪组织，然而目前大量实验成果距离真正临床应用还有相当大的距离。

假体的植入和自身组织的移植各有特点，但是总体来说，利用自身组织的移植效果要优于假体植入的效果，应用假体植入的前提也是以人体安全和治疗为前提。对于在手术后需要继续进行放射治疗的患者来说，假体的植入可能会导致放射治疗过程中产生更多的并发症。因此，此类患者进行假体再造时应该慎重，如果选择自身组织移植，则背阔肌肌皮瓣移植是更优的选择。

（唐一吟）

第四节　乳腺癌的放射治疗

乳腺癌是女性中最常见的恶性肿瘤之一，占女性肿瘤死亡原因的第二位。北美、北欧和西欧发病率属于乳腺癌的高发地区，而亚洲和非洲属低发地区。近年来，由于月经初潮年龄降低，第一次生育年龄增高以及选择不孕的妇女增多等原因，我国乳腺癌的发病率已经呈上升的趋势。

一、什么是乳腺癌保乳术后放射治疗？

随着乳腺癌患者对生存质量的要求逐步提高，放射治疗在乳腺癌治疗中发挥了更重要的作用。对于早期乳腺癌患者，在保乳术后加用放射治疗能够达到与乳腺癌改良根治术相同的疗效，同时患者完整的乳腺也得以保留，具有更好的美容效果，从而提高患者的生活质量。

乳腺癌保乳术后放射治疗，适用于所有接受保乳术的患者，包括浸润性癌、原位癌早期浸润和原位癌。但对于年龄≥70岁，乳腺肿瘤小于2cm且雌激素受体阳性低危患者可考虑术后仅予内分泌治疗，不予放射治疗。

1. 剂　量

全乳腺：剂量为50Gy/（5周·25次），2Gy/（次·天）。

对浸润性癌、手术切缘阴性的患者：行乳腺瘤床补量10～16Gy/（1～1.5周·5～8次），2Gy/（次·天）。

对浸润性癌、手术切缘阳性者：行乳腺瘤床补量16～20Gy/（1.5～2周·8～10次），2Gy/（次·天）。

对原位癌患者：一般无须瘤床补量。锁骨上、下区和腋窝预防照射剂量为50Gy/（5周·25次），2Gy/（次·天）。

2. 靶区范围

全乳腺：所有患者。同侧锁骨上下区：乳腺肿块＞5cm的患者或腋窝淋巴结转移个数≥4个的患者。

同侧腋窝：未清扫腋窝淋巴结或前哨淋巴结活检阳性但未接受腋窝清扫的患者。

内乳：不予常规放射治疗。

二、什么是乳腺癌的改良根治术后放射治疗?

乳腺癌患者在全身化学治疗的基础上，改良根治术后放射治疗（PMRT）可使局部区域失败率降低约20%，总生存率（OR）提高约5%。虽然目前国际上对乳腺癌改良根治术后放射治疗已达成了一定的共识，但仍有很多值得进一步探讨的争议点。

（1）乳腺肿瘤＞5cm患者术后应接受改良根治术后放射治疗。

（2）乳腺肿瘤＜5cm、腋窝阳性淋巴结≥4个者也应接受改良根治术后放射治疗。

（3）对乳腺肿瘤＜5cm、腋窝阳性淋巴结1～3个阳性淋巴结者，应与患者讨论PMRT的益处和风险。如存在高危因素［年龄＜40岁、肿瘤＞2cm、肿瘤分级高3级、有脉管瘤栓、雌激素受体阴性、人表皮生长因子受体2（HER2）阳性、腋窝淋巴结检出数＜10个、阳性淋巴结数目多（3个）及阳性比例高（＞20%～25%）］等可选择进行改良根治术后放射治疗。

乳腺癌改良根治术后：照射靶区包括同侧胸壁和锁骨上下区，有指征时照射腋窝或内乳淋巴引流区。

腋窝淋巴引流区：腋窝淋巴结清扫彻底的患者，因后腋窝复发率低，放射治疗会使上肢水肿发生率明显升高，故对这类患者不推荐进行常规腋窝放射治疗。

当未行腋窝淋巴结手术，腋窝清扫不彻底（如仅行腋窝低位取样，则结果显示淋巴结阳性）或腋窝淋巴结转移灶侵犯神经、血管而无法完整切除时，可照射腋窝。

内乳淋巴引流区：临床或病理检查示内乳淋巴结阳性时，可行内乳放射治疗。

45~50Gy/23~25次，单次剂量为1.8~2Gy，每日1次，每周5次。胸壁电子线加量可用于高危者，使全手术疤痕剂量达60Gy，电子线能量选择依据为85%~90%的等剂量线包括全部靶区。

（杨毅）

第五节 乳腺癌的靶向治疗

一、什么是分子靶向治疗？

分子靶向治疗，是指针对参与肿瘤发生发展过程的细胞信号转导和其他生物学途径的治疗手段。广义的分子靶点包括了参与肿瘤细胞分化、周期、凋亡、迁移、侵袭性行为、淋巴转移、全身转移等多过程，从DNA到蛋白酶水平的任何亚细胞分子。

以乳腺癌分子靶向治疗为例，指针对乳腺癌发生、发展有关的癌基因及其相关表达产物进行治疗。分子靶向药物通过阻断肿瘤细胞或相关细胞的信号转导，来控制细胞基因表达的改变，从而抑制或杀死肿瘤细胞。乳腺癌的分子靶向治疗是继化学治疗和内分泌治疗后的又一种有效的内科治疗手段。

二、乳腺癌患者在什么情况下可行HER-2靶向治疗？

乳腺癌患者HER-2基因过表达情况下可以使用赫赛汀靶向治疗，可用于HER-2阳性复发转移性乳腺癌治疗：作为单一药物治疗已接受过一个或多个化学治疗方案的转移性乳腺癌与紫杉类药物合用治疗未接受过化学治疗的转移性乳腺癌。

HER-2阳性乳腺癌辅助治疗：适用于接受了手术、含蒽环类抗生素辅助化学治疗和放射治疗后的HER2过度表达乳腺癌的辅助治疗。HER-2阳性乳腺癌新辅助治疗。

三、HER-2基因检测（扩增）方法及判定标准

免疫组织化学法（IHC）和荧光原位杂交法（FISH）均可独立用于HER-2基因检测。IHC（-或1+）判定为HER-2阴性；IHC（2+）属于不确定状态，强烈推荐进一步行荧光原位杂交（FISH）检测；而IHC（3+）就可判定为HER-2阳性，可不行FISH检测。FISH检测通过HER-2基因与染色体17比值进行判读：比值<1.8判定为HER-2阴性；比值在1.8～2.2之间属于不确定状态，推荐与IHC结合判读、重复FISH检测以及计数更多细胞再次判

读这3种方法进一步确定：比值＞2.2判定为HER－2阳性。乳腺癌HER－2检测针对浸润癌部分，原位癌HER－2阳性的意义无肯定结论，因此并无指导临床治疗的意义。

四、在行赫赛汀治疗时应注意的方面?

1. 心脏毒性

心脏毒性是赫赛汀（注射用曲妥珠单抗）治疗中最严重的不良反应，主要表现为左室射血分数LVEF降低和充血性心力衰竭CHF。故在使用曲妥珠单抗治疗前应明确患者既往有无心脏病史，并通过详细的体格检查、心电图、超声心动图等评估患者心功能及LVEF基线水平。对既往有心脏病史、治疗前LVEF小于50%以及同期正在进行蒽环类药物化学治疗的患者，使用曲妥珠单抗应特别慎重。

2. 过敏反应

赫赛汀（注射用曲妥珠单抗）治疗时过敏反应常在首次使用时出现，通常发生在首次输注2小时内，故治疗前30分钟给予苯海拉明等抗过敏药物，初始使用时减慢滴速，并密切观察，注意监测血压、脉搏、呼吸变化。

3. 消化道反应

赫赛汀治疗时的消化道反应一般为轻度至中度，予患者止吐、对症支持治疗即可。

五、赫赛汀治疗的主要副作用是什么?

赫赛汀治疗的最严重不良反应是心功能障碍。其主要表现为无症状的左心室射血分数（LVEF）下降。其作用机制为HER－2蛋白主要位于心肌横小管上，HER－2及其下游信号通路与心脏功能有着密切的关系，在严重心脏功能衰竭的患者心肌细胞上HER-2表达受到抑制；HER-2蛋白的抑制一方面导致肌原纤维损伤从而抑制兴奋—收缩耦联，另一方面抑制HER-2蛋白将影响Erk1/2磷酸化过程，而MAPK/Erk1/2信号通路与心肌纤维细胞稳定性有关。

赫赛汀治疗的不良反应是：心肌病，输注反应，肺毒性，输注反应，羊水过少，肾小球病，发热，恶心，呕吐，输注反应，腹泻，感染，咳嗽加重，头痛，乏力，呼吸困难，皮疹，中性粒细胞减少症，贫血和肌痛。较常见的不良反应是输液相关症状，多在首次用药后发生，中止赫赛汀输注和使用醋氨酚（对乙酰氨基酚）、苯海拉明、静脉皮质激素等，可有效控制症状，故不推荐预防性用药。

需要中断或停止曲妥珠单抗治疗的不良反应包括：充血性心衰，左心室功能明显下降，严重的输注反应和肺毒性。

六、对于赫赛汀治疗耐药的患者应如何处理？

HER-2阳性患者应用曲妥珠单抗或者拉帕替尼均有效，即使有效患者也可能在应用一个阶段后出现疾病进展，研究发现肿瘤细胞对曲妥珠单抗或拉帕替尼等靶向药物产生耐药，导致治疗失败。在HER-2阳性乳腺癌新辅助、辅助、复发转移治疗阶段均可能出现靶向治疗耐药。对于曲妥珠单抗原发耐药患者，应及时换药，建议同时更换靶向和化学治疗药物；而曲妥珠单抗治疗获益的患者，应使患者从有效治疗中最大程度获益，曲妥珠单抗使用应充分；在曲妥珠单抗治疗过程中出现疾病进展早期征象可考虑联合拉帕替尼治疗，从而预防和减缓继发耐药的发生。同时需要继续继续寻找耐药相关生物学指标，在治疗过程中进行动态监测，预测耐药的发生，使患者最大程度获益。

七、应用赫赛汀的注意事项

1. 心肌病

曲妥珠单抗可引起左心室功能不全、心律失常、高血压、症状性心衰、心肌病、和心源性死亡，也可引起症状性左心室射血分数（LVEF）降低。同未接受曲妥珠单抗的患者相比，接受曲妥珠单抗单药或联合用药的患者的症状性心功能不全发生率要高出4～6倍。曲妥珠单抗与蒽环类抗生素联用时症状性心功能不全绝对发生率最高。LVEF相对治疗前绝对降低≥16%或者LVEF低于当地医疗机构的该参数正常值范围且相对治疗前绝对降低≥10%时，应停止曲妥珠单抗治疗。没有对发生曲妥珠单抗诱导的左心室功能不全的患者持续使用或停药后恢复曲妥珠单抗治疗的安全性进行研究。

2. 心功能监测

给予首剂曲妥珠单抗之前，应充分评估患者心功能，包括病史、体格检查，以及通过超声心动图或MUGA（放射性心血管造影）扫描检查测定LVEF值。在临床试验中，按下述时间安排进行心功能监测：

（1）开始曲妥珠单抗治疗前测量LVEF基线值。

（2）曲妥珠单抗治疗期间每2个月进行1次LVEF测量，且在治疗结束时进行1次。

（3）曲妥珠单抗治疗结束后，在两年内，至少每6个

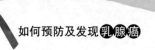

月进行1次LVEF测量。

（4）曲妥珠单抗因严重左心室功能不全停药后，每4周进行1次LVEF测量。

八、赫赛汀的作用机制

（1）曲妥珠单抗是一种重组DNA衍生的人源化单克隆抗体，特异性地作用于人表皮生长因子受体-2（HER2）的细胞外部位。此抗体含人IgG1框架，互补决定区源自鼠抗p185HER2抗体，能够与HER2绑定。

（2）HER2原癌基因或C-erbB2编码1个单一的受体样跨膜蛋白，分子量185kDa，其结构上与表皮生长因子受体相关。在原发性乳腺癌患者中观察到有25%～30%的患者HER2过度表达。HER2基因扩增的结果是这些肿瘤细胞表面HER2蛋白表达增加，导致HER2受体活化。

（3）曲妥珠单抗在体外及动物实验中均显示可抑制HER2过度表达的肿瘤细胞的增殖。另外，曲妥珠单抗是抗体依赖的细胞介导的细胞毒反应（ADCC）的潜在介质。在体外研究中，曲妥珠单抗介导的ADCC被证明在HER2过度表达的癌细胞中比HER2非过度表达的癌细胞中更优先产生。

九、其他相关药物

1. 除了赫塞汀以外，还有哪些针对HER-2靶点的靶向治疗药物？

帕妥珠单抗：是一种重组的单克隆抗体，与HER-2受体胞外结构域Ⅱ区结合，抑制二聚体的形成，抑制受体介导的信号转导通路。这可能部分解释Pertuzumab抑制HER2低表达肿瘤的生长的原因。帕妥珠单抗是第一个被称作"HER二聚化抑制剂"的单克隆抗体。通过结合HER2，阻滞了HER2与其他HER受体的杂二聚，从而减缓了肿瘤的生长。

T-DM1：采用化学连接器将HER2靶向抗体曲妥珠单抗与化学治疗剂DM1（ImmunoGen公司的高活性抗有丝分裂产品，一种癌症细胞杀伤剂）相偶联，使T-DM1保持整体并直达肿瘤细胞。这种方法可以限制药物对非肿瘤细胞的损伤。

拉帕替尼（Lapatinib）：是一种口服的小分子表皮生长因子酪氨酸激酶抑制剂，可以同时作用于EGFR与HER2。在体外试验中，对HER2过表达乳腺癌细胞系的生长抑制作用明显。在HER2过表达的进展期乳腺癌的 I 期临床试验中，Lapatinib也具有较高的有效率，且与曲妥珠单抗无交叉耐药。因为其结构为小分子，与曲妥珠单抗不同，能够透过血脑屏障，对于乳腺癌脑转移有一定的治疗作用。

2. 除了赫赛汀外，还有哪些乳腺癌的靶向药物？

（1）针对血管内皮生长因子（VEGF）的靶向治疗

VEGF在乳腺癌的发生、发展及预后方面起重要作用。多数研究显示，VEGF与早期乳腺癌中部分患者的不良预后有关。

贝伐单抗（Bevacizumab，Avastin）是一种能与VEGFR 1和VEGFR 2特异性结合，阻碍VEGF生物活性形式产生，从而抑制肿瘤血管的生成重组人源化抗血管内皮生长因子（VEGF）单克隆抗体。研究证实贝伐单抗联合

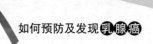

紫杉醇，治疗晚期乳腺癌能够提高有效率，延长了PFS。

（2）针对表皮生长因子受体（EGFR）

①帕妥珠单抗：是一种与HER2受体胞外结构域Ⅱ区结合，抑制二聚体的形成，抑制受体介导的信号传导通路重组的单克隆抗体。帕妥珠单抗与曲妥珠单抗无交叉耐药，两者联合治疗可显著提高抗肿瘤的活性。帕妥珠单抗对HER2高表达的乳腺癌有效，对HER2低表达的乳腺癌也有效

②西妥昔单抗：也是一种作用于EGFR胞外区，阻断内源性配体介导的EGFR信号传导通路的单克隆抗体。主要用于治疗EGFR阳性，含伊利替康方案治疗失败的转移性结直肠癌，单药用于不能耐受伊利替康的EGFR阳性晚期结直肠癌的治疗。近年来，有不少研究机构也开始尝试用西妥昔单抗治疗乳腺癌。其中之一是将其他抗肿瘤药物做成脂质体，再将脂质体与西妥昔单抗联合，利用西妥昔单抗可以与EGFR特异性结合，将抗肿瘤药物直接、特异性的输送到EGFR高表达或突变的EGFR肿瘤细胞中；也有研究证实，西妥昔单抗联合化学治疗或放射治疗在治疗乳腺癌方面具有协同作用。

③拉帕替尼：系小分子酪氨酸激酶抑制剂（TKI），是一种可以同时靶向作用于HER2和HER1的新型口服的小分子表皮生长因子酪氨酸激酶抑制剂，对HER2过度表达的乳腺癌细胞系的生长抑制作用明显。拉帕替尼可与酪氨酸激酶受体的胞内结构域结合，从而干扰下游PI3K／AKT和丝裂原活化蛋白激酶（MAPK）等信号传导，抑制肿瘤细胞增殖生长。相对于曲妥珠单抗，其结构为小分

子，能透过血脑屏障，对乳腺癌的脑转移有极大的预防和治疗作用。拉帕替尼和曲妥珠单抗联合治疗相比拉帕替尼单独治疗曲妥珠单抗治疗失败的HER 2阳性转移性乳腺癌，能明显延长无进展生存（PFS）。拉帕替尼联合内分泌治疗对绝经后乳腺癌患者疗效的临床试验正在开展中。

（3）其他靶向药物

①PI3K／Akt／mTOR通路抑制剂：PI3K／AKT／mTOR通路在肿瘤细胞增殖、血管新生和转移中有着重要作用，其在乳腺癌中经常被激活，且此通路抑制剂能抑制乳腺癌细胞的增长，引起癌细胞的凋亡，在乳腺癌的靶向治疗中发挥重要作用。近期研究表明，PI3K／Akt／mTOR通路抑制剂和内分泌治疗药物有协同作用，其联合依西美坦可用于来曲唑或阿那曲唑治疗失败的晚期激素受体阳性及HER 2阴性乳腺癌（晚期HR阳性乳腺癌）绝经后妇女的治疗。

②哺乳动物雷帕霉素（西罗莫司）靶蛋白（mammalian target of rapamycin, mTOR）：是PI3K/AKT下游重要的丝氨酸-苏氨酸蛋白激酶，可被HER（ErbB）家族生长因子受体、胰岛素样生长因子1（IGF-1）和Ras激活，对调控细胞增殖、存活和凋亡具有重要作用，其调节异常与乳腺癌发病、恶性转化及耐药性等均具一定关系。乳腺癌细胞中，AKT可抑制细胞凋亡，使肿瘤细胞产生对曲妥珠单抗和他莫昔芬（Tamoxifen）的抗药性，因此，以AKT/PI3K为靶点的mTOR抑制剂可能提高乳腺癌治疗的效果。雷帕霉素的水溶性差且稳定性不高，故在临床治疗中常使用其类似物Temsirolimus（torisel, CCI-779）和依维莫司

（everolimus，RAD001）。

③环氧化酶-2（COX-2）抑制剂：在乳腺癌，尤其是转移性乳腺癌中可测到COX-2的高表达。COX-2的高表达与乳腺癌的不同类型有关。在HER2过度表达的乳腺癌中，COX-2的过度表达率和表达水平明显高于HER2阴性组。因此表明，COX-2的高表达与HER2的过度表达可能有关。塞来昔布和依西美坦作用于不同的靶点（COX-2与芳香化酶），研究表明，对乳腺癌患者而言，两药联合的疗效优于单一用药。

④索拉非尼（Sorafenib）：为靶向抑制Raf激酶（Raf-1，野生型B-Raf、B-RafV600E）及VEGFR-1、-2、-3，VEGFR和PDGFRα、β，c-Kit及Flt-3口服小分子酪氨酸激酶抑制剂，能阻断肿瘤细胞增殖及血管生成，促进细胞凋亡。

（刘德权）

第六节　乳腺癌的内分泌治疗

一、什么是内分泌治疗?

大部分乳腺癌是一种激素依赖性肿瘤，癌细胞的生长繁殖受雌激素的调控。而内分泌治疗则是通过降低体内雌激素水平或抑制雌激素的作用，阻碍癌细胞的生长和繁殖。无论是作为乳腺癌术后辅助治疗，还是复发转移后的解救治疗，术前新辅助治疗，都在乳腺癌的治疗中占有十分重要的地位。

乳腺癌的内分泌治疗的优点有：

（1）疗效确凿：对雌激素受体、孕激素受体阳性的患者有效率可达60%～80%。

（2）安全性好：内分泌治疗药物的毒副作用较轻、发生率低，有利于巩固治疗。

（3）使用方便：大多数内分泌治疗均为口服给药，适宜长期服用，治疗期间患者生活质量较高。

是否适合进行内分泌治疗，首先要将癌灶样本送至病理科，进行雌激素受体（ER）和孕激素受体（PR）的检测，如两者皆阳性或任一为阳性，术后都应该接受内分泌治疗。

二、目前临床内分泌治疗方法主要有哪些?

1. 雌激素受体调节剂

对激素水平无影响，它通过结合或阻滞癌细胞中的ER雌激素受体来阻止雌激素的作用。包括他莫昔芬（三苯氧胺）、托瑞米芬、氟维司群等。他莫昔芬是乳腺癌内分泌临床上研究最多、应用最广的药物。服用三苯氧胺还可以减少骨质疏松、减少心血管疾病的发生。三苯氧胺的主要副作用有脸潮红、阴道分泌物增多、阴唇瘙痒、月经失调、脂肪肝、继发性子宫内膜癌等。三苯氧胺的临床治疗作用远远超过其副作用，患者不能因为三苯氧胺可能存在的副作用而放弃接受三苯氧胺的治疗。氟维司群是雌激素受体拮抗剂。

2. 芳香化酶抑制剂

芳香化酶抑制剂包括瑞宁得、依西美坦、来曲唑等。

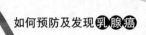

它们均为第三代芳香化酶抑制剂，具有高效、低毒、高选择性的优点。与他莫昔芬相比，芳香化酶抑制剂显著降低了绝经后激素受体阳性患者的复发风险，因此成为绝经后激素受体阳性患者辅助内分泌治疗的新标准。

3. 卵巢去势

卵巢去势包括手术切除卵巢、用放射线照射卵巢、黄体激素释放激素类似物（戈舍瑞林、曲普瑞林、亮丙瑞林）抑制卵巢的功能。由于药物抑制卵巢功能大部分患者的卵巢的功能在停药后可得到恢复，故临床多选择药物去势方式。

抗雌激素制剂和芳香化酶制剂同为口服型的内分泌治疗药物，一般都需要坚持至少5年，三苯氧胺可用于绝经前后的患者，而芳香化酶抑制剂只能用于绝经后患者。卵巢抑制剂则适用于绝经前的妇女。

（张勇）

第七章　乳腺癌的康复护理

乳腺癌的康复护理就是在乳腺癌正规治疗同时或结束后，帮助患者恢复机体生理功能、调整心理状态，并且使患者能够回归社会，重建被疾病破坏了的生活。

第一节　术后康复锻炼

一、患侧上肢功能的锻炼方法有哪些?

乳腺癌手术后，由于手术创面等原因，患者会发现患侧手臂不能像术前一样自由活动了，需要通过锻炼才能恢复以前的功能状态，但过早、过晚或不合理的锻炼方式容易造成创面愈合不良或患肢功能恢复迁延等状况。因此，术后患侧手臂的功能康复锻炼对于恢复患者肩关节功能至关重要，必须严格遵守循序渐进的顺序，不可随意提前，以免影响伤口的愈合。

（1）循序渐进方法：

术后当天至术后第一天：练习握拳、伸指、屈腕。

术后第二天至拔管当天：重复以上运动，并练习前臂伸屈运动。

术后第三天至拔管当天：重复以上运动，并练习患侧的手摸对侧肩，同侧耳（可用健肢托患肢）。

拔管后第一天开始：重复以上运动，并练习肩关节抬高、伸直、屈曲至90度。

拔管后第二天开始：重复以上运动，并练习肩关节进行爬墙及器械锻炼。

出院后：重复以上运动，直至肩关节功能完全恢复。

（2）患侧上臂的功能锻炼原则是：以患侧上肢功能锻炼为中心，辐射到胸、背、腰等各肢体的康复锻炼，患侧上肢锻炼的重点是上举、外展，锻炼动作由简单到复杂，由局部到全身，运动的范围与量根据患者的自身状况，以不劳累为宜，康复锻炼要持之以恒，以加强效果，巩固疗效。

（3）功能锻炼的达标效果是：患肢上臂能伸直、抬高绕过头顶摸到对侧的耳。达标后仍需继续进行功能锻炼。

（4）术后带引流管期间：限制肩关节外展。

（5）严重皮瓣坏死者：术后2周内避免大幅度运动。

（6）皮下积液或术后引流液超过50ml时，应减少练习次数及肩关节活动幅度（限制外展）。

（7）植皮及行背阔肌皮瓣乳房重建术后：要推迟肩关节运动。

二、如何预防或减轻上肢水肿?

乳腺癌手术后，患者可能会发现手术的那侧手臂发生肿胀，并且有胀痛的感觉，甚至还会发现胳膊"不听指挥"了！这是因为手术损伤了伤口附近的部分淋巴管，使淋巴液无法正常回流，积聚在伤口周围，产生水肿所致。患侧上肢周径比对侧上肢周径长小于3cm为轻度水肿，

3～5cm为中度，大于5cm为重度水肿。您可以这样做来减轻水肿：

（1）预防感染或刺激：保持患侧手臂皮肤清洁；不在患肢手臂进行有创性的操作，例如抽血、输液等；洗涤时戴宽松手套，避免长时间接触有刺激性的洗涤液；避免蚊虫叮咬。

（2）避免高温环境：避免烫伤；患侧手臂不要热敷，沐浴时水温不要过高；避免强光照射和高温环境。

（3）避免负重或受压：避免提、拉、推过重的物品；避免从事重体力劳动或较剧烈的体育活动；衣着要柔软宽松；尽量避免在患侧手上佩戴首饰或手表。

（4）其他：进行合理的患侧手臂功能锻炼；乘坐飞机时佩戴弹力袖套；睡觉时用枕头将手臂垫高。

（5）淋巴水肿的自我护理方法：

①轻度或中度淋巴水肿：抬高手臂；沿淋巴走向进行从肢体远端（指尖）至近端的按摩；做手臂功能恢复训练；佩戴弹力套袖。

②重度淋巴水肿：佩戴弹力套袖；物理治疗。如手臂出现变红或变硬等症状，抑或水肿严重时应考虑有感染发生，应抗感染及对症处理。

（严梅）

第二节　乳腺癌化学治疗注意事项

乳腺癌的化学治疗是乳腺癌综合治疗中重要的组成部

分，属于全身性治疗。化学治疗一般需要6～8个周期（一般21天为1个周期），是患者综合治疗过程中漫长痛苦的期间，需要患者和医生密切配合，以防出现比较严重的并发症。

一、化学治疗前要如何准备？

（1）术前化学治疗患者在穿刺活检确诊后要尽快开始化学治疗；术后辅助化学治疗在手术恢复后（伤口愈合，一般术后1个月内）开始化学治疗。

（2）化学治疗前必须要测患者的身高、体重，以计算体表面积，决定化学治疗剂量。

（3）化学治疗前一般建议患者行大静脉穿刺插入导管，建立长期的静脉通道，以减少药物渗漏损伤组织，安全地从大静脉将化学治疗药物输入患者体内，可供选择的大静脉穿刺插入导管方式有颈内静脉置管、经外周静脉穿刺植入中心静脉导管、静脉输液港等。

（4）化学治疗前需抽血，检查患者血象、心肝肾等功能情况，由医生评估能否进行化学治疗。

二、化学治疗药物是什么？

（1）乳腺癌常用的化学治疗药物是：蒽环类（A，如表柔比星EPI、吡柔比星THP等），紫杉类（T，紫杉醇或多西紫杉醇），环磷酰胺（C），氟尿嘧啶（F）等。

（2）一般选择联合方案如：AT、CAF、TAC、TC、AC-T等。

（3）1个周期的化学治疗一般输液2～3天，化学治疗药一般在第1天或第1天、第2天用，其余每天的输液为减轻化学治疗反应和增强疗效的药物。

三、化学治疗期间需要注意的问题

（1）骨髓抑制：是乳腺癌化学治疗最常见和容易出问题的一个副作用，几乎每个患者都会出现骨髓抑制而导致白细胞下降，一般规律是化学治疗后第3～5天白细胞开始下降，7～10天为极期，之后逐渐回升，此时如处理不当将出现感染等严重并发症。一般在化学治疗后需抽血检查血象，根据血常规检查结果使用升白药（粒细胞集落刺激因子），并定期复查血象。大多数患者都需要皮下注射升白药度过化学治疗极期。患者化学治疗后如有发热或特别乏力，应立即查血象并找医生及时处理，实施隔离治疗和护理，限制探视，戴口罩，以避免交叉感染，由于抵抗力下降应注意预防感冒，加强保暖。注意加强营养，以进食富含蛋白及维生素、无刺激性、容易消化吸收的食物为主，并多进食一些生血的食物如猪肝、骨头汤、阿胶、红枣等。

（2）紫杉类药物：少数人可能出现严重过敏反应，因此必须进行预处理，也就是在输注紫杉醇前12小时，分两次服用地塞米松片；如为脂质体紫杉醇（药物经过改良）则不需要口服地塞米松片。

（3）脱发：几乎每个人都会出现，使患者苦恼，但也为暂时性，半年后都会长出新发，有的甚至比以前的还好，因此不必担心。

（4）大静脉导管护理是比较麻烦的事，尤其是大多数患者化学治疗间期都在家里。一般每周从大静脉插入的导管需要用肝素稀释液或生理盐水冲管1～2次，以防止堵塞，伤口处可每周换药（换膜）1次，应在护士处了解护理情况，外地患者可在当地医院冲管换膜。

（5）由于乳腺癌的发生和治疗可能改变你的饮食习惯和食欲减退。如果出现这种情况，请尝试以下的办法。

①多次少量，每隔1～2小时就可以少量进食。

②避免进食时合并太多液体（除非为配合食物吞咽或口干），以防止过快出现饱腹感。

③通过各种方法营造良好的进餐环境，例如用喜欢的餐具、在餐桌上放置鲜花、配合喜欢的音乐或电视、和家人朋友一起进餐等。

④身边常备高热量高蛋白的方便食物，例如，煮鸡蛋、午餐肉、冰激凌、饼干、蛋糕等，想吃即吃。

⑤可以适当使用一些助消化的食品或中药来减轻治疗的副作用，以利改善食欲。

⑥咨询医生适当使用改善恶心呕吐、便秘和疼痛等副作用的药物。

（6）乳腺癌及其治疗期间可能出现味觉和嗅觉异常。如果出现这种情况，你可以尝试调整你的食物与饮料。也可以用清水和牙刷清洁口腔，可能有助于改善你的味觉。

①如果吃饭时有金属味，可以尝试用塑料器具。

②尝试一些酸性食物或调味品，如柠檬水、醋、柑橘类水果和腌制食品（如果你有口腔或咽喉疼痛，应该避免这些食物）。

③咀嚼柠檬糖、薄荷或口香糖有助于去掉餐后残留的

不喜欢的口腔异味（如果你有腹泻，应避免无糖糖果和口香糖）。

④尝试一些调味品，如大葱、蒜、芥末、各种酱和辣椒等。

⑤根据喜好也可以在食物中增加糖分，以增加甜度和降低咸味、苦味和酸味。

⑥吃饭前选择用茶水、淡盐水、苏打水或清水漱口，以帮助去掉口腔异味。

⑦适当低温或室温下保存食物，这样可以降低食物的味道和气味，更好地食用。

⑧如西瓜、甜瓜、葡萄和橘子等水果，可以冰镇后食用。

⑨从味觉上看，吃新鲜的蔬菜可能比罐装或冷冻蔬菜要好一些。

（7）服用止痛药，饮食习惯的改变以及活动量的降低都会肠道运动减弱和大便困难。如果你有这种情况，可以多食用一些高纤维食物，这包括：全谷食物、水果蔬菜、豆类食品、坚果以及水果干等。多饮水，食物中多一些汤水，定时就餐，加大活动量等。

①每天定时就餐，制定饮食计划。

②每天8～10杯水，如果医生同意可以适当增加饮水量。食用一些含热量的饮料，如热果汁、热柠檬水、热茶等。

③限制食用产气的食品和饮料，例如碳酸饮料、卷心菜、炒豆和大蒜等。注意吞咽时减少空气的吞入，吃饭时不要说话，避免用吸管摄入饮料和咀嚼口香糖等。

④吃高纤维食品，如谷物类食品、水果蔬菜、爆米花等。

⑤早餐应食用热饮和高纤维食品。

⑥如果需要更多的高热量、高蛋白、高纤维饮食，应该咨询营养师以得到专业的帮助。

⑦轻泻剂只有在医生建议下才能使用。

（8）化学治疗患者可能出现口腔咽喉疼痛或黏膜溃疡。如果有这种问题，应该吃软的、刺激性小、温度低的饮食能够减轻症状。

另外，应避免食用干燥粗糙的食品，酸度、盐度大的食品以及酒等刺激性食品饮料。用淡盐水和淡苏打水定时漱口可以预防口腔咽喉疼痛或黏膜溃疡，并且可以促进溃疡愈合。

①避免食用腌制和酸的食品饮料，如柑橘类果汁（包括柚子汁、橘子汁、柠檬汁等）、西红柿酱、咸菜等。

②避免食用粗糙的食品，如干馒头片、干面包片、生水果、蔬菜等。

③选用软的、刺激性小、温度适中的饮食能够减轻症状，温度太高太低的食物会引起不适。

④避免接触烟、酒以及含咖啡因的食品等，这些可以使口腔咽喉干燥，加重症状。

⑤避免刺激性调味剂，如辣椒粉、芥末、咖喱、蒜汁等。

⑥吃软的、糊状或液态的食品。

（9）乳腺癌治疗和某些药物可能刺激肠道运动而出现腹泻症状。患者如果出现这种现象，应该避免进食高纤维食品，有助于改善腹泻症状。这些食品包括：坚果、全谷食品、豆类食品、水果干和水果、蔬菜等。避免高脂肪食品（包括油炸和多脂食品），这些食品也可以导致腹泻。避免含气食品和碳酸饮料。保证每日足够的液体摄入预防脱水的发生。一旦腹泻停止，慢慢开始进食含纤维素的食物。

①喝清淡、非碳酸饮料，补充水分预防脱水，一般饮用的饮料以室温为宜，太热、太凉的饮料，身体都不易耐受。

②少量多次进食。

③避免油炸多脂食品以及刺激性食品。

④限制牛奶摄入。

⑤避免含气的饮料和食物，例如碳酸饮料、口香糖以及一些产气的蔬菜（如椰菜、卷心菜、甘蓝、豆类蔬菜等）。如果你想喝碳酸饮料，一定要打开包装放置10分钟以上再饮用。

⑥食用高钠食物，如肉汤、运动饮料、饼干等。

⑦食用高钾食物，如新鲜水果汁、葡萄干、带皮土豆和香蕉等。

⑧食用高胶质食物，如苹果酱和香蕉等。

⑨每次腹泻后至少喝1杯水。

⑩如果腹泻持续或加重，以及大便颜色气味不正常时应及时和医生联系。

（10）有些乳腺癌患者在治疗期间感到恶心，出现呕吐症状。如果你有这种问题，首先一定要保证足够的液体摄入以预防脱水。与太热太冷的饮食相比，你可能对稍凉

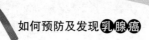

的饮料或食物有较好的耐受性。呕吐停止后，尝试吃一些易消化的食物，如清淡的流食、饼干、烤面包等。

①每日5～8次，少量多餐，代替3次正餐。

②每日多次不定时地少量吃些干的零食，如饼干、烤面包片等。

③吃没有强烈气味的食物。

④吃稍凉的食品代替热的、带刺激性的食品。

⑤避免过甜、多脂、油炸、刺激性食品，如餐后甜点、炸薯条等。

⑥每次餐后休息时，不要立即平躺，而要坐下或半卧1小时以上。

⑦保证足够的液体摄入预防脱水。

⑧使用必要的药物减轻恶心呕吐症状。

⑨在化学治疗期间，尝试一下温和、稍软、易消化的食物，如鸡汤面加一些撒盐饼干等。

⑩避免在室温高或有烹饪气味的屋内进食，这种环境下可能诱发或加重恶心呕吐症状。

⑪饭前、饭后漱口。

⑫如果感到口腔有异味，可以含点薄荷糖或柠檬糖。

⑬如果可能，每天喝8杯以上水，每次呕吐后间歇时，喝1/2～1杯水，预防身体脱水。

（王雪芹）

第三节　乳腺癌放射治疗注意事项

术后放射治疗是治疗乳腺癌这个疾病比较常见的治

疗方法之一，也是局部治疗的方式之一。放射治疗对于乳腺癌的治疗已经越来越广泛。早期乳腺癌行保留乳房的功能保全性手术和放射治疗的综合疗法已成为常规的治疗方法之一。从近年来发表的临床报告看，Ⅰ、Ⅱ期乳腺癌在功能保全性手术和放射治疗的综合治疗后，5年局部复发率为4.6%～6.1%；5年生存率为78.8%～100%，美容效果满意和较满意者达92%左右，效果非常好。部分乳腺照射（PBI）治疗时间短（1周左右）、副作用小、患者康复快、治愈率高，已成为早期乳腺癌保乳手术的重要方法。

乳腺癌患者在进行术后放射治疗过程中，应该注意什么？

（1）进行放射治疗后的乳腺癌患者一般是做了患侧乳腺切除术，形体上的缺陷再加上放射治疗后引起的局部皮肤反应，加重了患者痛苦，患者多呈现忧郁焦虑情绪，作为患者家人尤其是配偶，要帮助患者度过心理适应期，给予足够的关心和照顾，多与患者交流，帮助其克服心理障碍，增强自信。

（2）治疗过程中，放射治疗面积大，腋下易出汗等会造成皮肤损伤，所以患者要穿宽松棉质内衣，避免放射治疗区域皮肤摩擦受压，避免用刺激性强的洗浴液、碱性溶液或肥皂，毛巾要柔软，不可用过热或过冷的水洗浴。照射野区域不可涂抹化学油膏，粘贴胶布。如有皮肤红、胀、痒、疼痛，患者切勿用手抓挠或乱涂药物，应遵医嘱用药，有效地控制皮肤反应。外出时防止日光直接照射，脱皮时切忌手撕，保持局部干燥。保持照射野皮肤标记线清晰可见。放射治疗结束后，乳腺癌患者还应继续做好照

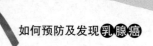

射野皮肤护理至少1个月，避免抓伤、划伤。乳腺癌放射治疗后3个月，照射野皮肤若无特殊，可佩戴义胸。

（3）对于放射治疗后患侧肢体出现肿胀、功能障碍者，患者应及时咨询医生，寻求专业的帮助，进行气压治疗、手法按摩等辅助治疗，并加强患侧手臂的功能锻炼，增加肌张力，促进动脉淋巴回流，减轻水肿的发生，同时避免在患侧上肢测血压、抽血、注射等，防止损伤及感染。

（4）部分患者在放射治疗过程中会出现消化系统不良反应，如恶心、味觉不敏感、食欲下降等现象，从而影响进食量，导致营养缺乏，抵抗力下降，不利于正常组织修复；因此，要在饮食护理方面，放射治疗患者应避免单一饮食，保持营养均衡，进食高蛋白、高维生素和多种膳食纤维等营养丰富的食物，如鱼、瘦肉、奶制品等，提高机体抵抗力，促进正常修复组织。切忌不要服用含有雌激素的保健品，以免造成雌激素水平提高影响疗效。忌食过冷、过热、油腻、辛辣等刺激性强的食物。进食不宜过饱、过急，宜缓慢进食，使食物得到充分咀嚼，以利于消化吸收，防止快速进食而引起腹痛、腹胀，同时还要保证机体得到充分的水分。

（5）根据医生的要求定期检查血常规观察白细胞变化，常规每周查外周血象1～2次，如发现白细胞降低，机体的免疫力下降，有发生感染的危险，除接受药物治疗、暂停放射治疗外，还应进行保护性隔离，病房进行通风、消毒，保持空气清新，患者应注意休息，减少外出和亲属探视，保持个人清洁卫生。

（6）放射治疗期间或放射治疗结束后，患者如果出现刺激性干咳，胸痛等不适，应及时咨询医生，并到医院就诊。放射治疗结束后，患者应定期检查，确定各项身体指标稳定。

（杨毅）

第四节　乳腺癌内分泌治疗的注意事项

内分泌治疗作为乳腺癌全身治疗的主要手段之一具有极其重要的地位。调研显示，我国有60%～70%的乳腺癌患者雌激素或孕激素受体呈阳性，大部分患者需要接受内分泌治疗，这是由于雌激素对乳腺癌的生长具有推波助澜的作用，患者通过内分泌治疗，可以降低或阻断雌激素对肿瘤的作用，从而有效消退肿瘤并减少转移和复发，显著提升患者生存期，甚至达到治愈。那么，如何进行内分泌治疗及在内分泌治疗中应该注意什么事项？

（1）内分泌治疗持续时间长，需要治疗5年或10年，甚至更长，乳腺癌患者在内分泌治疗中，不能随意停药或换用其他药物，如果忘记或没有按照医嘱服用药物，内分泌治疗就不能奏效。为了记住按时服药，患者可以采取以下措施：每天在同一时间点服药；使用特别的药盒提醒自己服药；让身边的人或定时闹钟提醒自己服药；在药品旁边放一张"服药日历"，每次服药后都做好记录；在药箱或冰箱上贴条提醒自己服药。

（2）乳腺癌患者应在内分泌治疗过程中密切关注自

己的绝经状态，医生会根据患者的绝经状态适时调整内分泌治疗用药方案，以进一步提升治疗效果。

（3）内分泌药物——芳香化酶抑制剂：如来曲唑、阿那曲唑、依西美坦等，适用于绝经后的女性乳腺癌患者，服用此类药物建议餐后用温水送服，饮食不影响药物的吸收，但不建议同其他药物同时服用，服药期间不建议服用含雌激素的药品或保健品；用药期间应避免怀孕及哺乳；运动员慎用；用药初期可能有肌肉关节疼痛、恶心、乏力、便秘、呕吐、腹泻、面部潮红等不良反应，通常反应较轻，请不要随意停药，患者可以咨询医生采取一些对症治疗，如果以上症状严重，请及时到医院就诊。

（4）内分泌药物——雌激素受体拮抗剂：适用于绝经前、绝经后的女性乳腺癌患者，如他莫昔芬、托瑞米芬等，服用此类药物建议乳腺癌患者在餐后半小时内服用，用温水送服，不建议同其他药物同时服用，服药期间不建议服用含雌激素的药品或保健品，不能使用帕罗西汀、氟西汀等抗抑郁药物；用药期间应避免怀孕及哺乳；用药初期可能有骨痛一过性加重，用药期间可出现胃肠不适、肝功异常、潮热、阴道不规则出血、眼睛黄斑等不良反应，患者可以咨询医生采取一些对症治疗，如果以上症状严重，请及时到医院就诊；用药期间建议患者定期做妇科检查，如有阴道异常出血等不适，应及时到医院就诊。服用该药还会增加血栓形成的风险。

（5）内分泌治疗患者的日常生活管理：按时起居，生活规律，为自己制定一份日常活动表，安排好每日的活动，在体力允许的范围内做一些力所能及的工作，并适当安排运动锻炼（从活动量小的运动开始，逐渐增加运动量），适当参加一些户外活动，保证足够的睡眠，使生活既充实又不要太过疲劳。睡前不要喝咖啡或茶。

（陈文林）

第五节　乳腺癌患者的心理调适

虽然乳腺癌的发病率在女性恶性肿瘤中排在第一位，不过绝大多数早中期乳腺癌都可以治愈。但是由于乳腺癌患者不仅面对癌症的疾病困扰，还需要面对乳房缺失的生活困扰，患者在术后很长时间不能接受事实，或是恐惧再次复发，对于乳腺癌患者来说，心理调适的难度可想而知。为了帮助乳腺癌患者调节心理，获得乳腺癌治疗的最佳效果，除了需要患者和医务人员的努力，还需要亲友尤其是爱人及时给予贴心关爱，使乳腺癌患者拥有抵御病魔的勇气和继续前行的力量，把患者当作正常人对待是最好的方式。

目前，整个社会的医疗模式已有所转变，除了治病之外，心理辅导也是非常重要的。专家表示，乳腺癌的康复包括身体康复和心理康复两方面。国外研究表明，患者被确诊患病以后，及时告知病情比隐瞒真相要更好。实际上人的承受能力很强，经过适应期，通过病友之间的交流，患者就会渐渐地接受病情并勇敢地生活下去。

根据国外相关调查显示，92%的肿瘤患者表示希望医生能够明确告知其病情，然而只有64%的家人希望医生能够明确告知患者病情。事实上，在早期及时告知患者病情，让患者积极配合治疗，治疗效果反而更好。

患者对疾病的反应会影响其心情，并对治疗效果产生影响。有的人曾经历过确诊之前的失眠、迅速消瘦等情况。专家说，这样的事情很难避免，但可以通过与家人、朋友和病友的交流得到缓解。确诊之后，患者要学会接受事实。我们接触过有些病友拒绝接受自己患病的事实，她们排斥治疗，甚至走入误区，最后反而耽误了治疗进程和效果。其实，学会接受现实会给予患者很多主动权，比如患者可以及时选择适合自己的手术、化学治疗方案，选择自己喜欢的正规医院，咨询更多的专家意见等等。

乳腺癌患者在康复过程中要掌握10个字：信念、希望、爱心、欢笑和放松。具体而言，患者要放下照顾家人的重担，在痛苦无助时求助于他人，也可以参加病友团，分享经验，寻找感情支持；不要沉浸在自己的世界里，要走出家门找些事情做；此外，患者可以通过学习冥想、练习太极、气功等来放松身心。

暴怒、悲伤、焦虑等可以引起免疫力的降低，这对于治病是不利的。有一些患者能正确对待疾病，配合医师进行治疗，情绪稳定，与疾病斗争的意志较强，往往比那些被癌症吓得不知所措的患者治疗效果要好得多，生存期延长。

患者如果精神上被摧垮，振作不起来，再好的治疗也难充分显出疗效。因为情绪可以促使病情加重，也可以促使病情好转。

因此，建议患者制定日常生活计划，计划要根据自己实际的病情、体力等情况来制定，也可随着病情改变修改计划，计划的内容包括作息时间，治疗时间，散步和锻炼身体时间，可以包括看书、作画、听音乐时间；或下棋、交谈、写文章时间；或做点工作，做点家务劳动，或学习点什么扩展兴趣爱好的时间。

制定日常生活计划能使患者每天的生活很充实，日子过得有意义。患者也可制定未来生活目标，可以包括收拾、整理房间，种树，写书或写文章，也可以安排家里的大事，或学开汽车等，这些目标会使人热爱生活，与周围人们保持正常关系。

性障碍是乳腺癌年轻患者最突出的问题。随着乳腺癌患者的年轻化，术后性问题是一个无法回避又越来越重要的问题。乳腺癌患者自我形象的改变和治疗上的副作用，患者出现心理压力、疲劳和体力不支等，容易对性生活造成影响。同时患者和其配偶往往对乳腺癌缺乏了解或存在错误认识，担心性生活的刺激会引起癌症的复发和转移，对性生活造成影响。

患者年龄越低，知识水平越高，对形体改变越重视，出现性功能障碍的比例也越高，这是由于年轻、学历高的患者的自我价值感较高，她们特别注意形体美，形象受损时更会引起心理失衡，对丈夫的反应也较为敏感。事实上，性生活对乳腺癌是没有影响的，适当的性生活可以缓解压力，还可以调节内分泌，刺激孕激素分泌，增加对乳腺的保护和修复力度。建议丈夫多关心女性乳腺癌患者，多与患者进行交流。

乳腺癌患者进行心理调适的同时，平时要多休息避免劳累，要多喝水多食水果蔬菜，不吃或少吃辛辣、刺激性的食物，忌暴饮暴食或大量饮酒、浓茶、咖啡等。

（严梅）

第六节　乳腺癌患者的随访

一、什么是随访？

随访是指医院对曾在医院就诊的患者以通信或其他的方式，定期进行了解患者病情变化和指导患者康复的一种观察方法。通过随访可以提高医院医疗前及医疗后的服务水平，同时方便医生对患者进行跟踪观察，掌握第一手资料以进行统计分析、积累经验，同时也有利于医学科研工作的开展和医务工作者业务水平的提高，从而更好地为患者服务。

二、为什么要定期复查、随访？

我们先来了解乳腺癌的复发率有多高呢，对于乳腺癌患者而言，乳腺癌手术后5年内是复发高危险期，特别是术后1~3年风险最高。乳腺癌一旦出现复发或转移，治疗难度将大大增加，可能直接威胁患者的生命。尤其是HER2阳性患者，肿瘤侵袭性强，更易复发。为了获得更长生存时间及更高生活质量，因此，我们要求乳腺癌患者进行定期复查、随访。

三、定期复查、随访有什么好处？

（1）有助于发现微小病灶的转移，早发现，早治疗。

（2）建立系统档案，有助于医生全面了解病情，为后期治疗提供指导依据。

（3）有助于患者及时从医生那里得到关于乳腺癌治疗、康复的最新进展，争取能在第一时间接受新技术、新药物的治疗。

四、乳腺癌随访要坚持多长时间?

乳腺癌经过手术、放射治疗、化学治疗等治疗后，就宛如机器经过了一场考验和大修，可谓过了一关；这个时候，内分泌治疗可能正在进行，可是很多患者可能都误认为大事已定，自己没有发现异常，就不再需要到医院来了。但事实上此时乳腺癌的治疗只能算初战告捷，以后还有很长的路要走。正如机器要进行终生维护一样，不论病期早晚，也不论是初治还是复治，乳腺癌患者都要与医院建立永久的联系，并要根据肿瘤本身的特性定期回到医院进行复查。因此，乳腺癌患者要清楚一旦患病，就需要坚持终生的随访和复查。

五、乳腺癌患者出院后，如何安排随访时间?

随访时间：以手术当月为起始时间，术后第1年内，每3个月随访1次；第2年和第3年内，每半年随访1次；以后每年随访1次，直至终生。

六、随访时应该做什么检查?

随访检查主要包括医生的临床检查、B超检查和必要的骨骼核素扫描以及CT检查等。医生会根据你的具体情况为你选择相应的检查项目。

需要注意的是，平时的自我检查也很重要。你可以

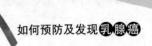

每月自行对乳房、胸部和腋窝进行一次检查，如果发现异常，请及时就诊。

（王雪芹）